国医养生课

跟《黄帝内经》学养生

肾好
命就长

吴中朝 / 编著

海峡出版发行集团 | 福建科学技术出版社
THE STRAITS PUBLISHING & DISTRIBUTING GROUP | FUJIAN SCIENCE & TECHNOLOGY PUBLISHING HOUSE

图书在版编目（CIP）数据

肾好命就长 / 吴中朝编著 . —福州：福建科学技术
出版社，2016.9（2020.5 重印）
（国医养生课）
ISBN 978-7-5335-5114-8

Ⅰ.①肾… Ⅱ.①吴… Ⅲ.①补肾－养生（中医）
Ⅳ.① R256.5

中国版本图书馆 CIP 数据核字（2016）第 189418 号

书　　名	肾好命就长
	国医养生课
编　　著	吴中朝
出版发行	海峡出版发行集团
	福建科学技术出版社
社　　址	福州市东水路76号（邮编350001）
网　　址	www.fjstp.com
经　　销	福建新华发行（集团）有限责任公司
印　　刷	河北盛世彩捷印刷有限公司
开　　本	710毫米×1020毫米　1/16
印　　张	17
图　　文	272码
版　　次	2016年9月第1版
印　　次	2020年5月第2次印刷
书　　号	ISBN 978-7-5335-5114-8
定　　价	49.00元

书中如有印装质量问题，可直接向本社调换

前言

　　肾的重要性众所周知，中医将其称为"先天之本""生命之源"，对其极为重视。

　　肾在人体中的作用，《黄帝内经·素问·灵兰秘典论》中有详细的阐释："肾者，作强之官，伎巧出焉。"肾就相当于一个"大力士"，决定了人身体的力量强弱，并影响人大脑的灵活、精细程度。肾与五脏六腑，以及生殖、泌尿、神经、骨骼等各个系统也息息相关，它相当于人体的"发动机"，其消长起落影响着人的生、老、壮、已。简单地说，肾就像是人体的一个蓄水池，其他器官是与之相连的小池塘。肾的精气充足，就能很好地补给其他器官；如果肾功能不足，其他器官的功能也会受影响。

　　然而，现代生活中有很多因素都在消耗着肾，如生活环境的污染、高强度的工作、快节奏的生活、无休止的压力、经常熬夜、过度疲劳、抽烟、大量应酬、无节制的性生活、药物服用不当等。一旦肾消耗过度，就会累及全身，导致健康出现问题。常见的性功能减退、脱发、腰痛、尿多、尿频等，都是肾虚的表现。因此，不论男人、女人，养肾是一辈子的大事儿，需要用一生的时间去经营。

肾还是一个"敏感词儿"，很多人听到养肾、补肾，就会联想到肾虚。其实，肾并非虚了才要补，在平时肾就需要好好养护，这样人才会健康。那么，如何拥有一个健康的肾呢，怎样判断自己的肾好不好，日常生活中需不需要给肾"特殊待遇"？……所有关于养肾的问题，我们尽可能都在本书中一一为你展现出来。

本书是从《黄帝内经》的相关理论展开的，因为每个人的情况都不尽相同，所以你想要了解的问题，本书或许并没讲太多，或者你自己理解的情况也可能会与书中所讲有出入，毕竟养生各有观点，中医也讲因人而养，适合自己的才是最好的，本书在编写的过程中也尽可能做到了普遍适用。

需要注意的是，本书提到的食物、药物、穴位等方法，只适用于日常养肾保健和慢性疾病的日常调理，并不能代替医疗，某些方药、治法等，一定要在专业医生的指导下使用。

养肾并不是一件玄乎事儿，也不是一件难事儿，但也不是一件简单的事儿。希望本书能解决你的一些疑惑，助你养好肾，防病于未然。

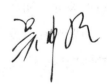

目录

MULU

第二章

看看你是哪种肾虚

第三章

注意细节,别让"小事"伤了肾

第四章
顺应四季，肾气养得足足的

第五章
吃对食物，护好肾，身体壮

第六章
家里有这些中药，补肾就够了

第七章
养肾无须花钱，经络穴位就是特效药

第八章
生活小妙招，养肾大功效

第九章
12 种常见病症，补好肾就能解决

专题：《黄帝内经》教你肾病问题早发现

肾病是容易被忽略的疾病，尤其是在肾病早期，常被误诊成亚健康或其他不适。当发现肾脏异常时，往往肾已经"病重"。所以肾病要早发现早治疗，不容忽视。读读《黄帝内经》，我们就可以掌握肾病的征兆。

⊙ 精神不振、浑身无力

《黄帝内经》认为，肾藏精。肾精可化生为肾气，肾气相当于人体的发动机，肾气足则精神好、身体强健。如果肾不好，肾精流失，肾气就化生不足，人就容易出现精神不振、浑身无力的现象。

⊙ 腰痛、腰酸

肾脏位于人体脊柱两侧的腰部，如果你出现腰痛或腰酸，排除肌肉组织劳损、骨骼疾病，有可能是肾脏出了问题。

⊙ 耳鸣、听力减退

《黄帝内经·灵枢·脉度》中说："肾气通于耳，肾和则耳能闻五音矣。"如果你有耳鸣、听力减退等症状，多是肾虚的表现。一些老年人出现的耳聋，也多跟肾气衰退有关。

⊙ 性能力下降

肾藏精，主生殖。如果肾不好，容易导致精气流失，男性出现遗精、滑泄、阳痿、早泄，女性出现带下过多、崩漏、月经不调、闭经，以及自汗、盗汗等。

⊙ 水肿、尿多、尿频、尿失禁

《黄帝内经·素问·上古天真论》中说："肾者主水。"肾具有控制和调节水液的作用，如果肾出问题，人体就不能及时将水气化，就会产生水肿、尿多、尿频、尿失禁等问题。

⊙ 便秘

便秘不一定是因为上火、肠道疾病，还有可能是由肾功能失常造成的。肾开窍于二阴，主二便，大便的传导需要通过肾气的激发和滋养才能正常发挥作用，如果肾功能失常，人也容易出现便秘现象。

⊙ 畏寒怕冷

阳气就像天上的太阳一样重要。阳气具有温煦人体的作用，如果人体阳气不足，就会出现畏寒怕冷的现象。肾是阳气产生的根源，如果你总是畏寒怕冷、手脚冰凉，就要考虑是不是肾阳虚了。

⊙ 头发少、容易干枯或少白头

中医有"发为肾之华，发为血之余"的说法。肾精充足，头发就乌黑茂盛。如果肾出了问题，肾精不足，头发就会稀疏干枯，容易变白脱落。

⊙ 牙齿松动、骨质疏松

《黄帝内经》里说，肾主骨。肾有掌控骨骼生长的功能，如果肾好，肾精充足，人体骨质就能得到很好的滋养，骨骼发育良好，牙齿坚固。如果肾出了问题，肾精不足，就容易出现牙齿松动、骨质疏松等现象。不少老年人容易骨折，跟肾精流失、肾气衰微有关。

⊙ 容易气喘

肾主纳气，有摄纳肺所吸入的清气，以防止呼吸表浅的功能。如果肾功能出现异常，容易出现呼吸表浅，或呼多吸少，动则气喘等表现，也就是中医里所说的"肾不纳气"。

⊙ 记忆力减退

中医认为，肾生髓，脑为髓之海。一个人肾好，肾精就充足，大脑得到的滋养也就足够，人就会头脑发达、精力充沛、记忆力变强。如果肾不好，大脑得不到足够的滋养，记忆力就会减退，使人变得健忘。

养肾就是养命，
肾好命就长

　　人的生老病死，看似自然，但背后却有着神秘的力量在操控，这个力量就是我们的肾。对肾多一分了解，你的生命之树就能多一份葱绿。

关于肾，90% 的人都想错了

人的肾有两个，生长在人体腰部脊柱的两侧，右肾略靠下，左肾略靠上，其外形呈椭圆形，弯曲，就像豇豆粒一样。肾最大的作用就是泌尿，即将血液中的废物过滤出来，再变成尿液排出体外，因而肾又有"尿素工厂"之名。肾还有代谢水液、分泌激素等作用。日常生活中提到的肾炎、肾功能衰竭等，都与这两个肾有关。

相信大多数人对肾的了解仅限于上面所述，其实上面所说的"肾"，只不过是西医所讲的肾，而中医里所说的肾，不仅包括上面提到的肾脏器官，还涵盖了人的生殖、泌尿、肾经、骨骼等各组织、器官，是一个被称为"先天之本"的生命系统。

简单来说，中医所说的肾系统包括肾脏、膀胱、骨、髓、脑、发、耳、二阴等。从功能来看，肾相当于人体的"发动机"，为人的生命活动提供"元气"，同时调节人体功能，使各组织、器官能够和谐相处。

《黄帝内经·素问·金匮真言论》中说："肝、心、脾、肺、肾五藏皆为阴……腹为阴，阴中之阴，肾也。"五脏之一的肾属阴。肾位于膈之下、腹腔内，膈上属阳，膈下属阴，因而肾又为"阴中之阴"。

从五行相生相克的理论来看，肾属水，与心相济，与脾相依，肝为肾之子，肺为肾之母。总之，肾与其他脏腑的关系也是非常密切的。

肾是生命的发动机，肾好人生才能更长久

肾者，主蛰，封藏之本，精之处也。

——《黄帝内经·素问·六节藏象论》

中医认为，肾最主要的功能是"藏精"，即把人的最精华的宝贝储存起来，封藏起来，使其不能任意流失。《黄帝内经·素问·金匮真言论》中说"夫精者，身之本也"。精气是人体至关重要的精华，对人体的生长发育，以及各项功能活动起着决定性作用。如果把人体比作一辆汽车，毫无疑问，肾就是这辆汽车的发动机，为生命提供着源源不断的动力。

肾藏精，"精"即精气，是构成人体的重要物质，是生命之源。"精"又分为"先天之精"和"后天之精"。《黄帝内经·灵枢·本神》中说："生来者，谓之精"。肾所藏的先天之精来源于父母，是构成胚胎发育的原始物质，它和人的生殖、生长、发育、衰老有着十分密切的联系；后天之精即水谷之精，来源于每天的饮食，由脾胃运化而来，是维持生命、滋养人体各部组织器官并促进机体生长发育的基本物质。

先天之精和后天之精的来源虽然不一样，而且看似独立，其实两者相互依存、互为所用——先天之精为后天之精的化生提供"支持"，而后天之精不断地培育和充养先天之精。

⊙ 肾精促进机体的生长、发育与生殖

《黄帝内经·素问·上古天真论》中是这样记述肾精由未盛到逐渐充盛，由充盛到逐渐衰少继而耗竭的演变过程的：

> 女子七岁，肾气盛，齿更发长。二七而天癸至，任脉通，太冲脉盛，月事以时下，故有子。三七，肾气平均，故真牙生而长极。四七，筋骨坚，发长极，身体盛壮。五七，阳明脉衰，面始焦，发始堕。六七，三阳脉衰于上，面皆焦，发始白。七七，任脉虚，太冲脉衰少，天癸竭，地道不通，故形坏而无子也。

> 丈夫八岁，肾气实，发长齿更。二八，肾气盛，天癸至，精气溢泄，阴阳和，故能有子。三八，肾气平均，筋骨劲强，故真牙生而长极。四八，筋骨隆盛，肌肉满壮。五八，肾气衰，发堕齿槁。六八，阳气衰竭于上，面焦，发鬓颁白。七八，肝气衰，筋不能动。八八，天癸竭，精少，肾脏衰，形体皆极，则齿发去。

肾气，即肾精化生之气，是由肾阳蒸化肾阴而产生的。人出生后，随着肾中精气的逐渐充盛，出现换牙、长头发等生长发育的现象；当精气充盈到一定程度，产生了一种名为"天癸"的精微物质，促进机体性腺发育，使人的性器官成熟，进而具备生殖能力，女性表现为月经来潮，男性表现为"精气溢泄"；中年之后，随着肾中精气的逐渐衰少，"天癸"也随之衰少而枯竭，使人的性功能和生殖能力逐渐衰退，人也日渐衰老而步入老年期。人的一生，就是肾中精气生长、发育、强壮、虚衰、枯竭的过程。

肾中精气与生长发育关系表

时期	肾中精气的情况	生长发育的情况
幼年期	逐渐充盛	头发生长较快而稠密；更换乳牙；骨骼逐渐生长，身体增高迅速
青年期	更加充盛	智齿生长；骨骼长成，身体长到一定的高度；开始有生殖能力
壮年期	充盛顶峰	筋骨强健，身体壮实；头发乌黑亮泽；精力充沛，身体功能到达最高峰
老年期	逐渐衰减	面色开始变得憔悴；头发变白、脱落；牙齿松动，容易骨质疏松；丧失生育能力

⊙ 肾精调节机体代谢和生理功能活动

肾精是产生肾阴、肾阳的物质基础，这两种成分是相互制约、相互依存、相互为用的。肾阴又叫元阴、真阴，是人体阴液的根本，具有凉润、宁静、抑制、凝结等特性，对人体各脏腑、组织器官起着濡润、滋养的作用。肾阳也叫元阳、真阳，是人体一身阳气之根，具有温煦、推动、兴奋、宣散等特性，对机体各脏腑、组织器官起推动、温煦的作用。

肾阴、肾阳相互制约、相互依存，以维持人体阴阳的动态平衡，一旦这种平衡被打破，阴阳失调，人就容易出现不适。例如，肾阴不足，人就会出现头晕耳鸣、腰膝酸软、五心烦热、遗精等；肾阳不足，人则容易出现精神不振、疲劳、腰膝冷痛、手脚冰凉、小便不利、男性阳痿、女性宫寒不孕等。

肾也管呼吸，咳嗽气喘不都是肺的错

清代名医林佩琴在《类证治裁·卷之二》中说："肺为气之主，肾为气之根，肺主出气，肾主纳气，阴阳相交，呼吸乃和。"其中，肾主纳气是指肾有摄纳肺吸入之气而调节呼吸的作用。人体的呼吸运动，虽为肺所主，但吸入的气，必须要下归于肾，由肾气为之摄纳，呼吸才能通畅、调匀。可以说，一个人肾好气足，呼吸才能顺畅，生命才旺盛。

⊙ 肾气足，呼吸和调有深度

《黄帝内经·灵枢·本输》中说："少阳属肾，肾上连肺，故将两藏。"肾、肺通过经脉联通，机体内气体的运行交换有赖于肾纳气和肺换气的功能。而肾主封藏精气，为元气之根；肺主呼吸、换气，除了肺的本身功能外，还依赖于肾中元气的激发推动。因而，肾气充沛的人，纳气功能正常，肺的气道通畅，呼吸就均匀和调、平衡而有深度。

呼吸、换气的过程，即吸入氧气，将身体里的有机物转化成二氧化碳和水，并释放能量。在这个过程中，如果肾、肺和谐，呼吸功能正常，五脏六腑获得足够的氧气的滋养，可使身体呈现良好的状态，使人看起来精神奕奕、充满活力。

⊙ 气喘咳嗽，原来是肾不纳气

咳嗽烦冤者，是肾气之逆也。

—— 《黄帝内经·素问·示从容论》

《红楼梦》中的林黛玉弱柳扶风，动则娇喘、咳嗽。林黛玉的病症看起来是"肺痨"，其实根本原因在于肾。《黄帝内经·素问·示从容论》中就说："咳嗽烦冤者，是肾气之逆也。"一个人如果肾气亏虚，摄纳失常，不能潜藏于下而上逆，就会影响到肺，使肺气不能深深吸入清气而出现气喘、咳嗽。这也就是中医里所说的肾不纳气。

肾不纳气临床上多表现为咳喘、气短，呼吸时呼气多、吸气少，稍微运动喘气加重，有的还伴有出冷汗、手脚冰凉等。

对于肾虚失纳，调养的关键在于补肾纳气。附子、肉桂、山萸肉、冬虫夏草、核桃仁、熟地黄、当归等中药具有补肾纳气的作用，可在医生的指导下适量服用。金匮肾气丸是补肾纳气的名方，适当服用有助于改善气短、咳喘。

肾是身体的水阀，水肿、尿频调调它

肾者主水，受五脏六腑之精而藏之。

——《黄帝内经·素问·上古天真论》

肾者水脏，主津液。

——《黄帝内经·素问·逆调论》

主水是肾的基本功能，"水"即水液，是体内一切正常液体的总称，肾主水指的是肾具有藏精和主持水液代谢的作用，《黄帝内经》说："肾者主水，受五脏六腑之精而藏之。""肾者水脏，主津液。"

⊙ 肾促进身体津液的气化

人体津液代谢是一个非常复杂的过程，需要五脏六腑的共同参与，而肾主水即是通过肾的气化作用，为五脏六腑提供动力。

《黄帝内经·素问·经脉别论》中说："饮入于胃，游溢精气，上输于脾，脾气散精，上归于肺，通调水道，下输膀胱，水精四布，五经并行。"

津液的形成、代谢，依赖于胃的受纳、脾的运化，以及小肠主津、大肠主液的作用；津液的输布，则依赖于脾的转输、肺的宣降，以及肾的气化作用。在这一过程中，先天之本的肾始终处于主导的地位，肾中精气为全身气化提供动力，脾胃的运化、肺的宣发肃降及三焦的气化功能等都需要肾的气化作为动力。

五脏六腑的气化作用离不开肾，肾气充足则各脏腑气化充足、功能正常。反之，如果肾气亏虚，脾、肺得不到足够的动力，气化失常，三焦输布出现障碍，就会导致人体水液停聚体内，形成痰、水肿等。

⊙ 肾维持泌尿系统的正常功能

肾主水的功能包括司膀胱开合。简单来说，膀胱的气化有赖于肾，肾的气化正常，则膀胱开合正常，人的排尿就正常。如果肾的气化功能失常，就会影响到膀胱的功能，使其开合不利，出现尿少、水肿等。肾的气化失常，还有可能使膀胱开合失去约束，使人产生多尿、尿频、尿失禁等。由此可见，人体泌尿功能也离不开肾的维持。

想要思维清晰、意志坚定，先养好肾

五脏所藏：心藏神、肺藏魄、肝藏魂、脾藏意、肾藏志。是谓五脏所藏。

——《黄帝内经·素问·宣明五气》

肾藏精，精舍志。

——《黄帝内经·灵枢·本神》

《黄帝内经》中多处提出"肾藏志"的说法，如《黄帝内经·素问·宣明五气》中说："心藏神、肺藏魄、肝藏魂、脾藏意、肾藏志。是谓五脏所藏。"《黄帝内经·灵枢·本神》中说："肾藏精，精舍志。"肾藏志是肾的一种生理功能，"志"指志向、意志、精神，肾藏志则指人的意志或记忆力与肾密切相关。

⊙ 肾好的人记忆力好

《黄帝内经·灵枢·经脉》中说："人始生，先成精，精成而脑髓生。"精是人体的物质基础，是人最宝贵的东西，而肾是生精、藏精的地方。

中医认为，肾生精，精生髓，髓聚于骨为骨髓，髓聚于脑为脑髓，因而有"脑为髓之海"的说法。"肾精充盛则脑髓充"，一个人如果肾精充足，则脑髓充盛而精力旺盛、记忆力强。如果肾精虚衰，则容易呈现精神不振、健忘等状态，严重的还可出现智力低下的情况。所以，自古以来很多"益智健脑"的方药，多从补肾论治，例如著名的补肾药物"益智仁"即是补肾固精、健脑益智的良药。

关于中药"益智仁"补肾益智，还有一个故事：

相传有一个富商老来得子，给孩子取名来福。可来福与其他孩子不一样，他从小体弱多病、反应迟钝，看起来呆滞木讷，还有尿床的毛病。富商遍寻名医给儿子治病，但收效甚微。

有一天，一个老道士云游到此，告诉富商郊外有一种仙果可以治孩子的病，并在地上画了"仙果"的"画像"。富商根据老道士的指引，找到了仙果。来福吃了仙果之后，身体一天比一天强壮，慢慢变得开朗活泼、聪颖可爱，后来来福学有所成，金榜题名。来福所吃的仙果因有益智、强智、使人聪明的功效，因而被称为"益智仁"。

⊙ 人若肾气虚，容易"犯错误"

"肾藏精，精舍志"。精舍志，通俗地说，就是肾精充足才能掌管好人的意志活动，使人头脑清晰、思维敏捷、意志坚强。

人体的意志活动不是归大脑管吗，跟肾又有什么关系？中医认为，人体的精神意志活动由心生，"心藏神"，但其中的意志问题分配给了肾来掌管。如果肾精不足，肾气虚，人就容易变得精神恍惚、思维迟钝，工作中也容易犯错误。所以如果你经常在工作中出现差错，排除休息不足、器质性疾病的原因外，就需要考虑是不是肾虚了。

肾好，让你腰不酸、腿不痛、牙口好

心主脉，肺主皮，肝主筋，脾主肉，肾主骨。

——《黄帝内经·素问·宣明五气》

《黄帝内经》认为，肾主骨，精主髓，人体骨骼是否强壮、牙齿是否坚固，与肾有着密切的关系。

⊙ 老年人容易骨折，根本原因在于肾

人到了老年，骨折的概率要远远高于年轻人，从中医来看，其实这是跟老年人肾气衰微、肾精不足有关系的。中医认为，肾精能生髓，而髓居骨中，骨骼的生长、发育、修复等都离不开肾精的滋养。一个人肾精充足，骨髓充盈，骨骼则充实健壮，肢体活动轻松有力。老年人因为年龄的增长，肾气逐渐衰微，肾精减少，骨骼失去"养分"，自然就会变得脆弱，容易骨折，而且骨折后也不容易痊愈。因此，对于老年人来说，想要强健身体、延缓衰老，补肾固精十分关键。

⊙ 腰为肾之府，肾不好的人容易腰痛

当前电脑已经成为我们工作生活的一部分，大部分人在电脑前一

坐就是一整天，有时候还熬夜。坐着时腰背时刻处于紧张状态，时间久了，容易产生腰酸背痛等不适，严重的还会出现脊柱弯曲、骨质增生等情况。可以说，腰痛已经成为现代人的常见病。

除了长期久坐、坐姿不正，肾虚也有可能导致腰痛。中医认为，腰为肾之府，肾与腰的关系十分密切。肾脏位于人体腰部，肾脏如果出了问题，很容易祸及腰部而使人产生疼痛。另外，腰部需要脊柱的支撑，而脊柱是人体骨骼的组成之一，肾主骨、生髓，肾不好脊柱也容易发生病变，所以肾虚的人常腰膝酸软无力，动则腰痛。

腰痛的人，平时要注意坐姿正确，避免久坐，适当活动。日常调养可补肾以壮腰，杜仲、桑寄生、川续断等是补肾强腰的良药，必要时可在医生的指导下服用。

⊙ 牙齿的生长与脱落也跟肾有关

中医里有"齿为骨之余"之说。这跟现代医学的观点是相通的，因为牙齿就是骨头的一部分，主要成分都是钙。牙齿与骨骼的营养来源相同，都是依赖于肾中精气的滋养而生长。肾中精气充足，牙齿就坚固，不易脱落；反之，如果一个人肾精不足，肾气衰微，则牙齿容易松动、脱落。

《黄帝内经·素问·上古天真论》中说："五八，肾气衰，发堕齿槁……八八，天癸竭，精少，肾藏衰，形体皆极，则齿发去。"意思是说（男人）步入老年后，肾功能下降，肾精减少，肾气衰微，头发、牙齿就会逐渐开始枯槁脱落。可见，牙齿的生长与脱落都跟肾有着莫大的关系，要想牙齿好，平时除了保持口腔卫生，养成良好的饮食习惯外，补肾也不可忽视。

便秘也关肾的事，别总折腾肠胃

很多人一便秘都会想到是上火了，于是喝凉茶、吃清火药，想要将"火"降下去。凉茶、清火药都属于寒凉之物，具有一定的滋阴作用，因而在一定程度上确实可缓解便秘。但是，一旦停止饮用凉茶、服用清火药，很容易"反弹"，使便秘严重。

为什么会出现这种情况呢？这还得从便秘的原因说起。其实，引起便秘的原因有很多，如上火、脾胃虚弱、肾虚等。上火引起的便秘，通常肠胃有积热，这时可适当用凉茶、清火药来调理；而脾胃虚弱引起的便秘，则需要强健脾胃；对于肾虚引起的便秘，就要辨清是肾阴虚还是肾阳虚引起，然后再对症下药。这里，我们主要来看看肾虚与便秘的关系。

⊙ 肾阳虚型便秘，越降火越严重

《黄帝内经》认为，肾司二阴，主二便。"二阴"指的是前阴和后阴，前阴即泌尿和生殖系统，负责人体的排尿、生殖，后阴主管人的排便功能。前面我们提到，肾主水的功能包括司膀胱开合，膀胱的气化有赖于肾。其实，大便的排泄也离不开肾。肾阳具有温煦、推动的作用，脾胃、肠道的运动需要肾阳提供动力。人如果肾阳虚弱，

31

没有力量推动大便下行，就会出现便秘。这种便秘被称为肾阳虚型便秘，也就是中医上常说的"虚秘"。

肾阳虚型便秘的人，大便并不干燥，但就是解不出来，同时还伴有怕冷、小便清长、腰膝酸软、腰痛、腹部冷痛、舌质淡白等。

对于肾阳虚便秘，需要温补肾阳。著名的附子理中丸、济川煎，都是温肾的名方，对于肾阳虚引起的便秘有不错的缓解作用，肾阳虚便秘的人可在医生的指导下正确服用。

需要注意的是，肾阳虚型便秘的人不宜用泻药或清火药。泻药、清火药性质寒凉，容易耗损阳气，肾阳虚型便秘的人本身肾阳虚弱，若不当服用泻药、清火药，本就虚弱的肾阳再遭受"重创"，相当于"雪上加霜"，使便秘变得更加严重。这就是有的人便秘，越清火便秘越重的原因。

⊙ 肾阴虚型便秘，滋阴生津是关键

肾虚引起的便秘，还有一种情况，就是肾阴虚便秘。正常的大便需要有肾阳的推动，还需要肾阴的滋润。人如果肾阴虚弱，人体津液不足，不能够滋润肠道，大便就会干涩不畅。这就如同河里没有水，船失去水的浮力和推动，也就无法行驶。肾阴虚引起的便秘也是如此，因而，中医里也将肾阴虚型便秘形象地称为"无水舟停"。

肾阴虚型便秘的人，看起来形体比较消瘦，常感觉肠道干涩，粪便干结如羊屎状、难以排出，还常伴有头晕耳鸣、五心烦热、心烦失眠、潮热盗汗等。

对于肾阴虚引起的便秘，需要补肾、滋阴、通便。黑芝麻具有补肾养阴、润肠通便的功效，有助于缓解肾阴虚型便秘，可以作为日常调理之用。中医上也有两个治疗肾阴虚便秘的经典名方——六味地黄丸、增液汤，可在医生的指导下服用。

另外，肾阴虚型便秘的人要养成良好的作息习惯，避免熬夜。熬夜不但损伤了阳，也消耗了阴，会让肾阴虚雪上加霜。

⊙ 肾阴虚型便秘与实火便秘的区别

肾阴虚型便秘看起来跟上火引起的便秘很像，尤其是大便干结，使人常将肾阴虚型便秘误诊为上火引起的便秘。其实，这两种便秘只是症状看起来像，但并不是一回事儿。

肾阴虚型便秘的根源在于肾阴不足，肾阴包含一切阴液，其中包括水，肾阴不足使肠道得不到足够的滋润，因而在调理上要多吃补肾、滋阴、通便的食物或药物。

上火引起的便秘，也就是人们常说的实火便秘，多由不良的饮食习惯引起的，如过量食用辛辣刺激性食物、饮水少、暴饮暴食等，使肠胃负担过重，食物得不到完全的消化而积存在肠胃中，产热并消耗肠道水分，从而引起排便困难，同时伴有口臭、口腔溃疡、口干咽干等。对于上火引起的便秘，则要消食积、清实火，多吃富含水分、膳食纤维和维生素并且性质清凉的食物以润肠通便。

对于肾阴虚型便秘的人来说，也不可吃清火药，因为清火药的主要功能是泻火、清火而不是补阴，一旦停用，很容易引起反弹，加重便秘。

保持耳聪目明的秘诀，就是养好肾

肾气通于耳，肾和则耳能闻五音矣。

——《黄帝内经·灵枢·脉度》

不少人发现，同为老年人，有的人"耳背"，要别人大声说话才能听到，而有的人仍然耳聪目明，小声嘟囔都能听得清楚。其实这种"个体差异"的根源也在肾。正如《黄帝内经·灵枢·脉度》中所说，"肾气通于耳，肾和则耳能闻五音矣"。可见，人的听力是否敏锐，跟肾有着莫大的关系。

⊙ 听力与肾精息息相关

"肾者，精神之舍，性命之根，外通于耳。"（《中藏经》）肾具有藏精的功效，其内藏五脏六腑之精。通常肾精充盈，髓海得养，人的听觉也就灵敏，分辨力强；反之，肾精虚衰，髓海失养，则听力减退，出现耳鸣耳聋的症状。这就是上面提及的"个体差异"的原因。

有的人经常熬夜、纵欲过度、饮食不规律，这些行为都可伤及肾精，影响到听力。有的人注重健康，生活规律，正确饮食，张弛有度，使肾脏得到了"贴心的呵护"，因而肾精充足，听力比常人要优秀。

另外，随着肾中精气的盛衰盈亏，人的听力也会随之发生相应的变化。例如，婴幼儿的肾还在发育，肾精充而未实，生而未盛，成而未盈，所以婴幼儿听觉较弱，听声辨音能力差，且听得不远；青年人的肾发育完善，肾中精气充盛，耳受精气充足，所以听觉敏锐，听得远，辨音能力也强；人步入老年后，脾胃化生无力，肾气衰微，肾精减少，耳之精气不足，所以常有听觉下降、耳背甚至耳聋的情况出现。

⊙ 常按耳朵，能让耳聪目明

中医认为，耳朵上有很多反射区，经常按摩耳朵可对这些反射区所对应的脏腑起到保健作用。

按摩耳朵的方法为：双手拇指、食指、中指捏住同侧耳尖，轻轻用力向上拽左耳尖 10~15 次；然后将双手手掌搓热，沿着耳郭按摩耳朵的正面、背面，反复 10 次；接着用双手拇指、食指按摩同侧耳垂，先将耳垂搓热，然后往下拉耳垂 15~20 次；用手把耳朵由后向前轻扫 20 次左右，最后用食指、拇指提拉耳屏，自内向外提拉，每次做 3~5 分钟。按摩耳朵时，手法应由轻渐重，牵拉的力量以感觉不痛为宜。

肾好不好，看看头发就知道

肾者，主蛰，封藏之本，精之处也；其华在发。

——《黄帝内经·素问·六节藏象论》

健康、有光泽的秀发可以为一个人的形象加分，而一头"鸡窝草"会使人的魅力大打折扣。那么，头发的好坏取决于什么呢？

很多人都会想到肝，因为"发为血之余"，肝血是头发营养的来源，但再往里深究，头发的生机根源于肾。《黄帝内经》就认为，肾其华在发，意思是肾气的状况可从毛发上显露出来。肾气充足的人头发茂密光泽，而肾气虚的人容易头发干枯、脱落。

另外，肝藏血，肾藏精，精血相互滋生。肝血依赖肾精的滋养，肾精又依赖肝血的不断补充，肝血与肾精相互滋生、转化，精与血都化源于脾胃消化吸收的水谷精微。青年人精血充足，因而头发容易生长且有光泽；老年人生理功能退化，精血不足而头发变白、脱落。

肾的好坏会影响到头发的颜色、光泽，同样，我们也可以从头发的好坏来判断肾是否健康：一个人如果出现斑秃、头发稀疏且容易脱落的现象，说明他很可能是肾气不足，需要补肾了；如果头发枯槁、毛糙，说明头发的营养不足，很可能是因为肝血不足引起的，这时候需要补血，"肝血同源"，同时也要兼顾补肾。

看看你是哪种肾虚

不少人认为自己精神不好、容易疲劳、性功能下降都是肾虚造成的，于是盲目购买补肾壮阳的药物或保健品补肾，这种做法是很危险的。

肾虚分肾阴虚、肾阳虚、肾阴阳两虚等，不同的证型所导致的症状不一样，治疗的方法也应有所差异。如果没有搞清自己是哪种肾虚，你的补肾实际上就是在毁肾。

你所认为的"肾虚"，真的是肾虚吗

现在很多电视广告都以女性和儿童为主要对象，但有一种商品确是专门针对男性的，那就是补肾保健品。经常听到"是不是肾透支了""把肾透支的补回来""补肾圣品，男人不能少了它"。从电视广告就能感觉得到，肾虚还是非常普遍的。那么，肾虚到底是什么呢？

⊙ 肾虚即肾中精气亏损

邪气盛则实，精气夺则虚。

——《黄帝内经·素问·通评虚实论》

《黄帝内经·素问·通评虚实论》中说："邪气盛则实，精气夺则虚。"简单来说，肾虚就是肾的精、气、阴、阳不足。

肾精、肾气、肾阴、肾阳，这些词听起来挺玄乎的。打个比方，我们用电饭锅做饭，米和水就相当于肾阴、肾精，而电饭锅的煮饭功能就相当于肾气、肾阳。如果家里没有米和水，或者是电饭锅的煮饭功能坏了，或者是没电了，这样就无法做熟饭了。人体也是这样，肾气、肾阳不足，身体也就亏虚了。

⊙ 肾是怎么亏虚的

李中梓在《医宗必读·虚劳》中指出："夫人之虚，不属于气，即属于血，五藏六腑，莫能外焉。而独举脾肾者，水为万物之源，土为万物之母，二藏安和，一身皆治，百疾不生。"由此可见，一切虚损疾病，肾和脾是根源。其中，肾虚是正气损伤的结果。

正气指人的元阳之气，是人体精、气、津、液、血和脏腑、经络之气充盈的总称，也被认为是肾气的通称。在日常生活中，很多人不经意的行为都有可能损伤肾气，如过度劳累、纵欲过度、饮食不当、错用药物等。肾就相当于银行，收支平衡才能稳定，但如果长期支出大于收入，久而久之就会入不敷出而形成亏损，也就是肾虚。

肾的精气从作用来说可分为肾阴、肾阳两方面。肾阴对人体起滋润、濡养的作用，而肾阳具有温煦、推动的作用。肾阴、肾阳相互依存、相互制约，维持人体的动态平衡，当这一平衡遭到破坏，就会出现肾阴、肾阳偏衰或偏盛的情况，也就是肾虚。就相当于一架天平，阴、阳各居两边，维持平衡，任何一边过盛或过少，都可导致天平不平衡。

肾中精气分阴、阳两方面，也就意味着肾虚也分证型，最常见的有肾阴虚、肾阳虚、肾阴阳两虚等。另外，肾有藏精、纳气等作用，肾虚还包括肾不纳气、肾不固气、肾精亏虚等证。

⊙ 你离肾虚有多远

《黄帝内经·素问·上古天真论》中提到："五七，阳明脉衰，面始焦，发始堕……五八，肾气衰，发堕齿槁……"意思是女性35岁之后、男性40岁之后，身体开始走下坡路，肾中精气逐渐衰少，都会或多或少出现肾虚的问题。当然，肾虚不单是跟年龄有关系，年轻人也有可能肾虚。那么，怎么判断自己是否肾虚呢？

（1）有腰痛的情况，而且腰痛经常复发，劳累或者是阴雨天气的时候腰痛会加重。

（2）每天饮水正常，但夜尿超过3次，而且有小便无力、感觉尿不干净的情况。

（3）感觉大便干燥、排便困难，或者大便虽然不干燥，但排不出来。

（4）经常感到疲劳，不想说话，懒得动，总想躺着，而且精神不集中，工作时没有激情，常觉得力不从心。

（5）经常失眠，虽然感觉很困，但就是睡不着，即使睡着了也容易醒，睡眠质量很差，醒后仍然觉得很累。

（6）经常手脚冰凉，即使夏天也穿长衣长裤，尤其是冬天的时候，特别怕冷，睡觉半天也捂不热被窝。

（7）性欲减退，对性生活提不起兴趣，或者是性生活质量不高，男性刚过40岁就没有晨勃的现象，女性刚过40岁就月经变少甚至闭经。

（8）抵抗力差，容易感冒、咳嗽，尤其是季节交替的时候，特别容易"中招"。

（9）洗头的时候头发大量脱落。

（10）患有慢性疾病，如慢性肾炎、糖尿病、冠心病、高血压等。

如果以上症状，你有4条以上，意味着你很可能有肾虚的问题，需要引起重视。当然，以上只是作为自己关注自身健康的参考，并不是肾虚的依据，是否肾虚需要经过医生诊断才能作出判断。

⊙ 肾阴虚与肾阳虚的辨别方法

1. 看年龄

中青年是人一生中最有活力、负担最重的阶段，无论是学习、工作、锻炼，身体消耗会特别多，而且中青年人性需求也很强，因此更容易肾阴虚。老年人身体消耗减少，但各种器官逐渐衰老，容易出现肾阳虚。

2. 看冷热

肾阴虚的人常出现五心烦热、盗汗的情况；而肾阳虚的人容易畏寒怕冷、经常手脚冰凉。

3. 看性功能

肾阴虚的男性多早泄、遗精；肾阳虚的人多阳痿。

4. 看二便

肾阴虚的人多小便发黄、大便秘结；而肾阳虚的人多小便清长、大便溏稀。

喜温怕冷的人，多半是肾阳虚

阴盛而阳虚，先补其阳，后泻其阴而和之。

——《黄帝内经·灵枢·终始》

肾阳虚并不是一种病，而是肾阳气衰竭所表现出来的一些症候。造成肾阳虚的原因，多是身体阳虚，或年老肾亏，或久病伤肾，以及房劳过度等。有的是单一因素，也有的是多种因素相叠加形成的。

肾阳虚的表现多种多样，男女也各有不同，总的来说，主要表现为以下症状。

· 腰膝酸软而痛。

· 男子阳痿早泄，女子宫寒不孕。

· 久泻不止，完谷不化，五更泄泻。

· 小便频数，清长，夜尿多。

· 水肿，腰以下为甚。

· 面色黧黑无泽。

· 畏寒肢冷，下肢为甚。

· 精神萎靡，面色白，头目眩晕。

⊙ 中药调理方

一般的肾阳虚，可用温补肾阳来进行调理治疗，中成药可选择金匮肾气丸。当然，不同辨证治疗方法各有侧重，如肾虚泄泻需温肾止泻，可用四神丸；肾虚水泛需温肾利水，需用真武汤。

调理肾阳虚症，可以适当多吃点性质温热的食物，如羊肉、牛肉、猪肾、羊骨、豇豆、糯米等。如选用中药调理，可以用鹿茸、桂枝、白术、甘草、黄芪、白芍、茯苓、山萸肉、淮山药、补骨脂、枸杞子、菟丝子、冬虫夏草、海龙、海马等。

中医治疗阳虚，很多时候会开附子这味药，但是附子是有一定的毒性的，生活中也时有出现使用附子不当中毒的，所以如果家庭调理最好不要用这个药。另外，有些药是热性的，用的时候一定要控制量，像鹿茸、海马，一般每次不要超过 10 克，过量很容易导致生热上火和出现水肿等。

当归生姜羊肉汤

【材料】当归 30 克，羊肉 500 克，生姜 30 克，盐适量。

【做法】将羊肉、当归、生姜均洗净，放入砂锅中，加料酒、清水适量，煮至羊肉熟烂，加盐调味即可。

【功效】此药膳可补益肾阳，适用于阳痿、夜间小便多、畏寒及四肢冰冷等阳虚证。中医辨证属肾阳虚证的慢性支气管炎及慢性肾炎患者也宜食用。

羊肉羹

【材料】羊瘦肉 100 克，鲜姜汁、蒜泥、料酒、盐、淀粉各适量。

【做法】1. 将羊瘦肉煮熟，用刀背砍成泥状，置碗中。

2. 注入 60 毫升羊肉汤，放少许鲜姜汁、蒜泥、料酒、盐、淀粉，拌匀后置笼上蒸 45 分钟，热食。

【功效】此药膳可补肾壮阳，益气滋阴，适用于精血亏虚，阴虚便秘者。在寒冷的冬天，煲一碗羊肉羹，做法简便，味道鲜美，非常适合进补食用。

⊙ 经络调理方

艾为纯阳之品，所以自古以来艾灸都是治疗阳虚、虚寒等证的重要方式。肾阳虚可经常艾灸命门穴、肾俞穴等，以起到温肾壮阳的作用。

位置：

命门穴位于腰部，当后正中线上，第 2 腰椎棘突下凹陷中处。

肾俞穴位于腰部，第 2 腰椎棘突下，旁开 1.5 寸，也就是位于命门穴左右各 2 横指的位置。

方法：

用艾条悬灸命门穴 15 分钟，或艾炷灸 3~5 壮。或者用双眼艾灸盒同时艾灸两侧肾俞穴 15 分钟。这两个穴位可以每天艾灸 1 次，经过一段时间，待阳虚症状得到改善后，可隔天艾灸 1 次。

　　艾灸容易上火，所以艾灸前后要注意喝水。这两个穴位都在腰部，所以在艾灸的过程中一定要注意保温，特别是冬天。中午是一天中阳气最足的时候，此时艾灸补阳效果最好。

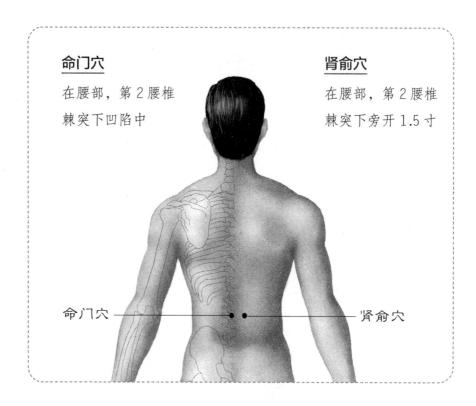

命门穴

在腰部，第 2 腰椎
棘突下凹陷中

肾俞穴

在腰部，第 2 腰椎
棘突下旁开 1.5 寸

命门穴　　　　　　　　　　　　　　　　　　　　肾俞穴

头晕耳鸣是肾阴虚，要滋补肾阴

阳虚则外寒，阴虚则内热。

——《黄帝内经·素问·调经论》

肾阴是一身阴液的根本，有滋润身体脏腑、充养脑髓骨骼、维持正常的生长发育与生殖的功用。肾阴虚指由于肾阴不足，不能滋润，阴不制阳而引起的一系列证候。久病、房事不节、过量服食温燥之物，或者精神压力过大等，都有可能耗损阴液而导致肾阴虚。

肾阴虚跟肾阳虚都有腰膝酸软、精神疲乏、容易疲倦等，除此之外，肾阴虚主要表现为以下症状：

· 头晕耳鸣，视物昏花。

· 健忘，记忆力减退，失眠多梦。

· 形体消瘦。

· 口干、咽干，常感觉口渴。

· 五心烦热，午后面色潮红。

· 夜间盗汗。

· 男性遗精，女性经少或闭经、崩漏。

· 舌质发红，舌苔少而干。

肾阴不足，不能制约阳气而使身体里阳气偏亢。阳气有温煦的作用，但过多的阳气就像太阳过于灼热一样，可使身体内热过多而出现热象。因此，肾阴虚通常也与内热"凑"一起。

肾阴虚的调养应以滋阴补肾为主，即通过补充肾阴的方法，让肾阴充足之后，阴虚内热就能够得以纠正。

⊙ 中药调理方

在选择中成药方面，可根据不同的病症进行选择，例如头晕耳鸣、腰膝酸软而无其他明显症状的，可选用六味地黄丸；潮热盗汗、口干咽痛、耳鸣遗精、小便少黄者，可选用知柏地黄丸；头晕目眩、视物昏花者，可选用杞菊地黄丸。

调理肾阴虚，可适当多吃滋阴益肾的食物，如小米、黑豆、黑木耳、黑芝麻、栗子、花生、荸荠、乌鸡、海参、银耳等。如选中药进行滋补调理，可以选用山药、熟地黄、茯苓、知母、黄柏、女贞子、

名医小课堂

平常心也有助于滋阴补肾

肾阴虚的人因为身体内阴液不足而不能制阳，容易造成阳气亢盛的情况，也容易出现情绪激动、烦躁易怒的情况。所以，对于肾阴虚的人来说，保持一颗平常心尤其重要。我们要学会调节自己的情绪，避免情绪大起大落。

枸杞子、旱莲草等。

古代著名医家张景岳提出："善补阴者，必于阳中求阴，则阴得阳助而泉源不断。"肾阴虚者在滋阴补肾的同时，需要兼补肾阳，可在医生的指导下，在肾阴虚的药物中加入补阳的药物。

海参炖猪瘦肉

【材料】猪瘦肉250克，水发海参200克，红枣5枚，姜、料酒、盐各适量。

【做法】1.猪瘦肉洗净，切片；海参洗净，切段；红枣洗净，去核；姜洗净，切片。

2.猪肉片冷水下锅，稍煮，捞起洗净。

3.将所有材料放入砂锅中，加入适量清水，倒入料酒，大火煮沸后转小火炖2~3个小时，加盐调味即可。

【功效】滋阴、补肾、益精、润肠，对精血亏虚所致的身体虚弱、便秘、口干舌燥等有改善作用。

黑芝麻红枣粥

【材料】粳米200克，黑芝麻50克，红枣2~3枚，白糖适量。

【做法】1.粳米淘洗干净；红枣洗净，去核。

2.将粳米、黑芝麻、红枣一起放入锅中，加入适量水，大火煮沸后转小火熬煮成粥，加白糖调味。

【功效】补肝肾、润五脏，对肾阴虚引起的便秘、须发早白等有不错的效果。

⊙ 经络调理方

肾阴虚的人体内阴液不足，缺乏滋润，故而阳火偏盛，可经常按摩太溪穴、三阴交穴、涌泉穴等，以补阴、补肾。

位置：

太溪穴：位于足部踝区，内踝尖与跟腱之间的凹陷处。

三阴交穴：位于小腿内侧，内踝尖上3寸，胫骨内侧缘后际。

涌泉穴：位于足底，屈足卷趾时足心最凹陷处。

方法：

每天睡前用拇指和食指扶住跟腱的两侧，用力揉按太溪穴及外踝10分钟左右。或者用拇指按揉三阴交穴，每天2次，每次5~6分钟。也可以每天晚上泡脚后，用食指关节顶揉涌泉穴，每次5分钟左右。

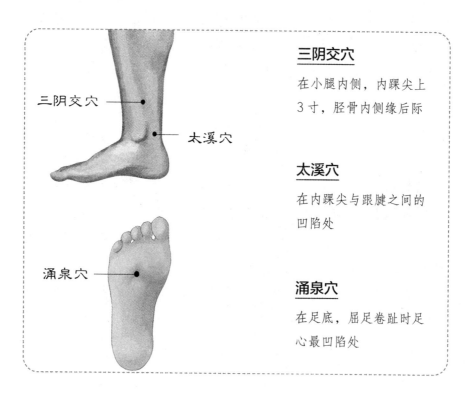

三阴交穴

在小腿内侧，内踝尖上3寸，胫骨内侧缘后际

太溪穴

在内踝尖与跟腱之间的凹陷处

涌泉穴

在足底，屈足卷趾时足心最凹陷处

咳喘、自汗是肾不纳气，温肾才能平喘

我们经常见到有些人上了年纪就经常咳喘，但这种咳喘又不是伤风引起的，他们咳喘的时候呼气多、吸气少，运动时喘息加重，这类咳喘多数都是肾不纳气造成的。

肾虚包括肾气虚衰。《类证治裁·喘症》中说："肺为气之主，肾为气之根，肺主出气，肾主纳气，阴阳相交，呼吸乃和，若出纳升降失常，斯喘作焉。"人如果肾气虚衰，不能摄纳肺气，可引起气短、咳喘等一系列病症，中医称之为"肾不纳气"。久病咳喘、肺虚等可累及肾，耗伤肾气而使肾气虚衰，气不归元而造成肾不纳气。

肾不纳气证主要表现为以下症状：

· 咳喘，呼气多、吸气少，运动时喘息严重。

· 自汗。

· 精神不振，容易疲惫。

· 声音低，说话绵软无力。

· 腰膝酸软。

· 有的人伴有面色苍白发青、手脚冰凉等。

· 也有的人伴有面色潮红、心烦气躁、口干咽干等。

⊙ 饮食调理方

肾不纳气证的调养和治疗应以培元温肾、纳气平喘为重点。七味都气丸和人参蛤蚧散都是治疗肾不纳气的经典方药，可在医生的指导下正确服用。

肾气不足，时间久了可耗损肾阴而生内热，出现虚火上炎的症状，因而在治疗肾不纳气证时，要根据病程随时调整方药。

肾不纳气证宜多吃具有温肾平喘作用的食物，如核桃、栗子、杏仁、冬虫夏草、莲子、枸杞子、白果等。如果用中药调理，可选用党参、鹿茸、海龙、海马、补骨脂、山萸肉、龙骨、磁石、五味子等。在服用中药时，应咨询医生，切忌盲目服用。

核桃粥

【**材料**】核桃仁 5 克，粳米 100 克，生姜 10 克，盐适量。

【**做法**】1. 粳米淘洗干净；生姜洗净，切丝；核桃仁碾碎。

2. 将核桃仁、粳米、生姜一起放入砂锅中，加入适量水，大火煮沸后转小火熬煮成粥，加盐调味。

【**功效**】可有效改善肾不纳气所致的咳喘等。

⊙ 经络调理方

对于肾不纳气所致的咳喘、痰多等，可艾灸大椎穴、风门穴、肺俞穴、膻中穴。

位置：

大椎穴：位于后正中线上，第 7 颈椎棘突下凹陷处。

风门穴：位于背部脊柱区，第2胸椎棘突下，后正中线旁开1.5寸。

肺俞穴：位于背部脊柱区，第3胸椎棘突下，后正中线旁开1.5寸。

膻中穴：位于胸部，前正中线上，平第4肋间，两乳头连线的中点。

方法：

将艾绒做成麦粒大小的艾炷，放在背部的大椎穴、风门穴、肺俞穴上，同时艾灸，每次灸3~5壮。然后用同样方法艾灸膻中穴。也可以用三子养亲汤热敷肺俞穴，方法为：苏子60克，白芥子30克，莱菔子60克，炒热后用纱布包好，趁热烫背后肺俞穴5~10分钟。

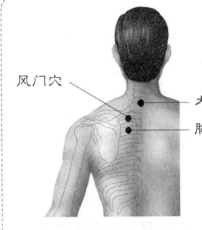

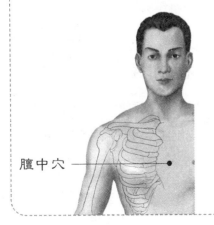

大椎穴

后正中线上，第7颈椎棘突下凹陷处

风门穴

在第2胸椎棘突下，后正中线旁开1.5寸

肺俞穴

在第3胸椎棘突下，后正中线旁开1.5寸

膻中穴

在前正中线上，两乳头连线的中点

腰酸、尿频是肾气不固，要固肾涩精

肾气不固又称下元不固，指因肾气亏虚导致肾虚，不能固摄而出现各种滑脱情况发生的一种病证。导致肾气不固的根本原因是肾气亏虚，而年龄增大、人体功能下降、久病、过度劳损等是肾气亏虚的主要原因。

肾气不固的直接后果是各种滑脱情况经常发生，主要表现为：

· 小便清长，尿不完，严重的尿失禁、遗尿。

· 男性滑精、早泄，女性白带增多、颜色清稀。

· 腰膝酸软，面色苍白。

· 听力减退，严重的可出现耳鸣、耳聋。

· 舌苔淡白，脉细弱。

肾气不固应固摄肾气、固肾涩精。中成药可用金锁固精丸，对肾气不固所致遗精滑泄、神疲乏力、四肢酸软、腰痛耳鸣等有改善作用。

名医小课堂

肾不纳气与肾气不固的区别

肾不纳气和肾气不固都有腰膝酸软、精神不振等症状，但两者有很大区别：肾不纳气主要症状为咳喘，与肺部疾病相关；肾气不固与泌尿生殖有关，肾气不固的人常尿不干净，甚至尿失禁、遗尿，男性早泄遗精，女性白带清稀量多。

⊙ 饮食调理方

饮食是预防和调理肾气不固证的重要方法，黑豆、栗子、核桃、松子、韭菜、猪瘦肉、鸡肉、羊肉、牛肉等食物有助于滋补肾气，平时宜多吃。

如果用中药调理，可在医生的指导下服用菟丝子、韭菜子、龙骨、牡蛎、五味子、桑螵蛸、白石脂、莲子、金樱子等补肾固精的药物。

核桃炒韭菜

【材料】核桃仁 100 克，韭菜 200 克，盐适量。

【做法】1.韭菜洗净，切段。

2.锅洗净，烧干后加少许油加热，下入韭菜、核桃仁炒至韭菜熟软，加盐调味即可。

【功效】核桃和韭菜都具有补肾涩精的作用，经常食用有助于改善肾虚所致的滑精、早泄等。

金樱子粥

【材料】金樱子 15 克，粳米 100 克。

【做法】1.金樱子加水 200 毫升，煎至 100 毫升，去渣取汁。

2.粳米淘洗干净，放入砂锅中，加入金樱子药汁，再加入适量水，大火煮沸后转小火熬煮成粥。每天早晚温服，5~7 天为 1 个疗程。

【功效】补肾固精，对肾气不固所致的早泄、遗精、遗尿、白浊等有改善作用。

⊙ 经络调理方

按摩可畅达气血，使人体新陈代谢、血液循环加快，若能配以相应的穴位，可起到很好的保健作用。腰眼穴位于人体的带脉之上，它还是肾脏所在部位；长强穴具有导气的作用；肾俞穴是肾的背俞穴，肾虚所致的各种病症都可以用它来调理。肾气不固的人经常按摩上述穴位，有助于强壮肾气、固涩肾精。

位置：

腰眼穴：位于腰部，横平第 4 腰椎棘突下，后正中线旁开 3.5 寸凹陷中。

长强穴：位于会阴区，尾骨下方，尾骨端与肛门连线中点。

肾俞穴：位于腰部，第 2 腰椎棘突下，后正中线旁开 1.5 寸。

方法：

将双手对搓发热，紧按两侧腰眼处，稍停片刻，然后用力向下搓到长强穴。每次做 50~100 遍。搓完后两手轻握拳，用拳眼或拳背旋转按摩腰眼处，每次 5 分钟左右。每天早晚各 1 次。

也可以双手叉腰，拇指放在背后两侧肾俞穴上，顺时针按揉 3~5 分钟，再逆时针按揉 3~5 分钟。每天早晚各做 1 次。

还可以艾灸肚脐以敛汗固表、涩精补虚。肚脐部位皮肤薄、敏感度高、吸收快，借助艾的纯阳之力，可收敛人体的精、气、神、津，调节脏腑阴阳平衡，对自汗、盗汗，以及肾气不固所致的梦遗、滑精等有改善作用。艾灸的方法为：将艾条点燃，对着肚脐 2~3 厘米的距离，熏 15~20 分钟。每天 1 次，症状改善后隔 1~2 天 1 次。

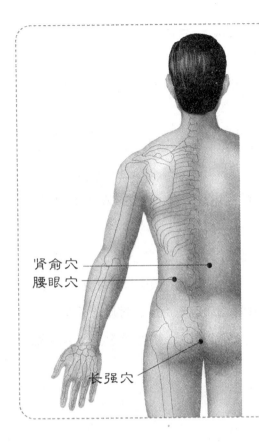

肾俞穴

在腰部，第 2 腰椎棘突
下旁开 1.5 寸

腰眼穴

在腰部，第 4 腰椎棘突
下旁开 3.5 寸

长强穴

在尾骨下方，尾骨端与
肛门连线中点

肾精亏虚各人有不同，按肾俞穴能通用

肾精亏虚又叫肾精不足、肾精亏损，指肾精空虚而不能充养脑髓。
先天不足、年老体衰、久病耗损、后天充养不足，都有可能导致肾
精亏虚。

肾所藏之精，是机体生命活动之本。肾精的主要功能是主人体的

生长繁殖，是生命活动的基础物质。一旦肾精亏虚，整个人的健康都会出现问题。

在不同的年龄阶段，肾精亏虚所反映出来的症状也有所不同。总的来说，肾精亏虚的主要症状为：

（1）婴幼儿肾精亏虚可影响生长发育，囟门迟闭，身材矮小，智力低下。

（2）青年男性肾精亏虚，可能导致早衰、性功能减退而见滑泄、阳痿、精少不育等。

（3）青年女性肾精亏虚，可能出现无欲淡漠、经少、经闭不孕。

（4）中老年人若肾精亏虚，主要表现为较同龄人早老，或体虚衰羸等，表现为齿摇松动、耳鸣耳聋、健忘痴呆、骨质疏松等。

（5）其他症状：眩晕耳鸣、腰膝酸软、精神疲乏、容易疲倦、夜尿清长、小便失禁等。

⊙ 饮食调理方

肾精亏虚的调养应以填精益髓为主，龟鹿二仙丹、五子衍宗丸、左归丸等，都是治疗肾精亏虚的经典药方，可在医生的指导下服用。还可根据具体的症状，对方药进行加减，以取得最佳的治疗效果。

肾精亏虚者，饮食上宜多吃些高蛋白食物。桑葚、黑芝麻、核桃、莲子、鱼类、泥鳅、狗肉、虾、鸡蛋、羊肉等补精益肾食物也可以常食。冬虫夏草、鹿茸、人参、灵芝、天麻、杜仲、枸杞子、山药、莲子等中药具有补肾遗精的功效，有助于改善肾精亏虚，可在医生指导下对症服用。

莲子芡实山药粥

【材料】莲子 10 克，芡实 10 克，山药 50 克，粳米 100 克。

【做法】将所有材料洗净，放入锅中，加入适量水，大火煮沸后转小火熬煮成粥。每次 1 碗，每天 2 次。

【功效】补益脾肾，对脾肾两虚及肾精亏虚所致的腰膝酸软、滑精等有改善作用。

枸杞猪腰粥

【材料】枸杞子 10 克，猪腰 1 个，粳米 100 克，葱、姜、盐各少许。

【做法】1.猪腰洗净，去内膜，切碎；姜洗净，切丝；葱洗净，切花。

2.将粳米淘洗干净，与枸杞子、猪腰一起放入锅中，加入适量水煮沸，加姜丝，转小火熬煮成粥，加盐、葱花拌匀即可。

【功效】补肾益精、固精强腰，适用于肾虚劳损、肾精亏虚所致的腰膝酸软、头晕耳鸣、精神疲乏等。

⊙ 经络调理方

肾俞穴是人体肾气在背后输注的穴位，经常刺激这个穴位，可改善人体肾脏的生理功能，防治肾虚所致的各种病症，其中包括肾精亏虚所致的阳痿、月经量少、闭经、腰膝酸软，以及遗精、带下、水肿、耳鸣、咳喘等。

位置：

肾俞穴位于腰部，第2腰椎棘突下，后正中线旁开1.5寸。

方法：

将艾条点燃，放置于肾俞穴上方，距离皮肤2~3厘米进行熏灸，使局部有舒适温热感而无灼痛为宜。每次灸10~15分钟，以局部潮红为度，每天或隔天1次。

也可以按摩穴位来达到保健的目的，方法为如下：

1.将双手拇指放在两侧的肾俞穴上，逐渐用力下压，按而揉之，使穴位产生酸、麻、胀、重的感觉。

2.再用手掌大鱼际紧贴于穴位，稍用力下压并来回摩擦穴位，使局部有热感向内部渗透，以皮肤微红为度，再用手轻拍以放松。

如此反复操作5~10分钟，每天或隔天1次。

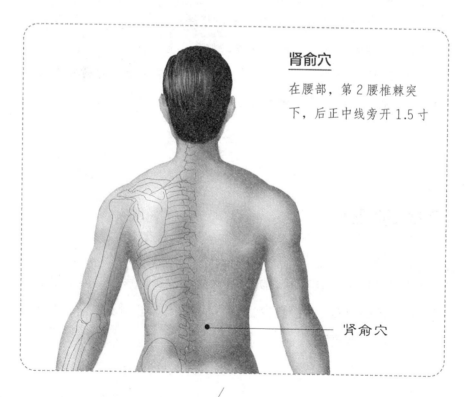

肾俞穴

在腰部，第2腰椎棘突下，后正中线旁开1.5寸

肾俞穴

注意细节，
别让"小事"伤了肾

　　身体就像一台机器，往往被那些不曾留意的小问题磨损着，最终导致了整个机器的损坏。日常生活中，一些不经意的行为或不良习惯，就会使肾受伤，如熬夜、吸烟、喝酒、盲目服用药物等。要想养护好肾这个人体的"根本"，就不能让这些小问题坏了大事。

经常熬夜，就是在透支你的肾

充足的睡眠不仅能消除疲惫，还能平衡脏腑，保证身心安康。但是，现代社会，因为各种各样的原因，熬夜成为家常便饭。长期熬夜的人，直接伤肝，日久伤肾，最终的结果则是伤阴血，损阳气，让身体阴阳失衡、肾精耗损，出现肾虚。

⊙ 熬夜为什么会伤肾

《黄帝内经·素问·生气通天论》中说："阳气者，一日而主外，平旦人气生，日中而阳气隆，日西而阳气已虚，气门乃闭。是故暮而收拒，无扰筋骨，无见雾露，反此三时，形乃困薄。"即是说子时后，阳气消散，熬夜会损阳气，伤气血，导致"形乃困薄"。

肾主藏精，主骨生髓，精髓可以化生为血，也就是精血同源。《张氏医通》说："精不泄，归精于肝而化清血。"也就是说，在病理上，血耗与精亏常常是相互影响的。熬夜伤肝血，同时也会累及肾精而造成肾虚。

⊙ 长期熬夜伤肾该怎么办

有时候熬夜无法避免，但我们也能通过一些补救措施来减少肾精的耗损，比如吃温热性质的食物，就能固护阳气，如高粱、黑豆、糯米、南瓜、韭菜、牛肉、羊肉、鸡肉、荔枝、红枣、栗子、核桃、生姜、茴香等。肾精耗损过度的人，可在医生指导下选用熟地黄、首乌、枸杞子、当归、菟丝子、金樱子、覆盆子等中药进行补益。

熬夜伤肾伤肝，在补肾的同时，也要补肝，肝肾同补才能脏腑和谐，使身体维持健康状态。经常熬夜的人不妨多喝菊花茶、绿茶，以清肝明目。另外，平时还要多吃有助于补铁补血的食物，如动物肝脏、动物血、红枣、黑木耳、黑米、红糖、菠菜、花生、红豆、阿胶、黑芝麻等。

⊙ 睡好子午觉，让肾休息好

《黄帝内经·素问·六节藏象论》中说："凡十一藏，取决于胆也。"胆是影响人体健康最重要的源头，胆对应的经络为胆经，而每天的子时（晚上 11 点～凌晨 1 点）是胆经最旺的时候，这时候安静地入睡，对健康非常有益。

子时好比一天的冬季，是最佳的睡眠时间，如果这时候不睡觉，长期下来胆经就会出问题，使人出现口苦、嗳气、胸闷、脸部暗淡无光、无精打采、皮肤干燥等状况。另外，胆经出了问题，还会影响到一个人的判断力、记忆力。所以，民间有"早睡早起身体好"的说法。建议大家 10 点半的时候上床做好睡觉的准备，这样 11 点的时候开始进入睡眠状态，能起到最佳的养肝肾效果。最晚不要超过 11 点才入睡。

很多人都有这样的感受，就是中午的时候不休息，下午的时候精神很不好，尤其是夏天的时候，下午总是昏昏欲睡。午时（中午 11

点～下午 1 点）是人体经气"合阳"的时候，有利于养阳，同时也是心包经最旺的时候，适当睡午觉还有助于养心。建议中午吃完饭后休息 30 分钟，然后进行 10~30 分钟的午睡，这样能让你一下午都神采奕奕。午觉的时间不要过长，否则醒来后状态也不会好，还容易影响到夜间的睡眠。

上面说到最佳的睡眠时间，那么什么时候起床最合适呢。《黄帝内经》认为，早上 5 点 ~7 点是大肠经经气最旺的时辰，在这个时间段起床，然后喝一杯温开水再如厕，有助于润滑肠道、预防便秘。一般建议早上 6 点 ~7 点的时候起床，最晚不要超过 8 点。

还有一个很值得探讨的问题，就是人一天的睡眠时间多久合适。有的人认为，每天要保证 7~8 个小时的睡眠时间，而有的人精力旺盛，不需要这么长的睡眠时间。也有的人倡导睡到自然醒，无需管时间是否足够。其实具体的起床时间、睡眠时间因人而异，只要醒来后感觉精神好、没有疲劳感即可。

工作压力有多大，肾的压力就有多大

每个人在生活中都不可避免地要承担各种压力，压力大，对肾的损害也是很大的。

也许有人会问，心藏神，人的心理、精神活动不是由心主宰吗，跟肾有什么关系呢？中医认为，心藏神，而肾可以益精；肾藏精，精舍志，精能生髓，髓汇于脑；积精可以全神，使精神内守；精为神之宅，神为精之象。所以，人的神志活动，不仅为心所主，而且与肾密切相关。肾的好坏会影响到人的神志活动，反过来，一个人总是压力大，也会影响到肾的健康。

⊙ 长期压力大的人容易肾虚

长时间的工作后，我们都会有疲劳的现象。疲劳是人体在学习或工作以后，效率下降的一种现象。这种疲劳分为生理疲劳和心理疲劳，工作压力大给我们带来的通常是心理上的疲劳。这种疲劳，中医里称之为"劳神"，指的是思考、谋虑、记忆等太过，没能注意劳逸结合。

中医认为，劳神久则耗伤心血，损伤心神，且能影响肝的疏泄与脾的运化功能，出现心悸、健忘、失眠多梦，头昏目眩、急躁易怒、食欲不振等症。《黄帝内经》告诉我们，肾是藏精的器官，包括藏生殖之精，主管人的生育繁殖及藏五脏六腑之精。心、脾之精受损，继而会累及肾，影响到肾藏精的功能。长期压力大，就容易使肾精过度受损而出现肾虚的情况。

⊙ 脾气暴躁不仅伤肝还伤肾

很多人因为压力过大，脾气也变得很差，动不动就发火，尤其是在夏天的时候，一点儿小事就能让人变得很暴躁。《黄帝内经》里说"怒伤肝"，其实，经常发怒不仅伤肝，还伤肾。

《黄帝内经·灵枢·本神》中就提到："肾，盛怒而不止则伤志，志伤则喜忘其前言，腰脊不可以俯仰屈伸，毛悴色夭，死于季夏。"意思是说，肾藏志，如果大怒而不能止住怒气，就会伤害到"志"。"志"伤，那么人的精神也会变得迷乱而不能自已，从而出现胡言乱语、说完就忘掉的情况，还会出现腰脊酸软无力、不能俯仰屈伸、面色憔悴、头发干枯等现象。

⊙ 做自己情绪的主宰者

长期压力过大，对肾的伤害不言而喻。在这种情况下，我们要学会自我调节，做自己情绪的主宰者，为肾营造良好的"情志环境"。那么，如何调节工作上的压力呢？

1. 放慢工作速度

如果你被紧张的工作压得喘不过气来，最好把手头的工作缓一缓，放慢一下速度，看看办公室外的风景，或者是翻翻报纸杂志，听听音乐，让自己休息几分钟，然后再继续工作，你会发现工作的效率可能会变得更高。

2. 做一个倾诉者

很多人因为职场上的生存法则以及阅历的关系，更多的时候是一个很好的倾听者，而自己的心理压力却无处诉说。对于这种情况，有一个很好的解决办法，就是转变角色，做一个倾诉者。当自己觉得压力大，心情烦躁时，不妨跟家人、朋友交流，也许能有意外的收获。如果觉得跟家人、朋友诉说不方便，不妨跟心理医生交流，心理医生会给你更加中肯的建议和有效的疏导。

3. 合理安排作息时间

根据自然规律，"日出而作，日落而息"，每天保证足够的睡眠时间，避免熬夜。休息不够，会影响到人的大脑功能，无形中使人感觉压力变大。

4. 做一个豁达的人

也许有人会发现，对于一件事情，如果斤斤计较，反而会让自己不开心，但如果放宽心，豁达一些，不良情绪也就远离自己。因此，压力大的人要尽量变得豁达，并做好心理准备，迎接无处不在的激烈竞争。

5. 丰富个人业余生活

发展个人业余爱好，如绘画、书法、下棋、运动等，能为生活增添许多乐趣，还能帮助调节生活节奏，让人从单调、紧张的工作中暂时摆脱出来，走向轻松和欢快。

名医小课堂

恐惧会损伤肾精

《黄帝内经·灵枢·本神》中说："恐惧而不解则伤精，精伤则骨酸痿厥，精时自下。"意思是长期的过度惊恐会损伤肾所藏之精。肾精如果损伤，就会发生骨节酸痛、足部萎软、遗精、滑精等症状。可见，情志调养对于养肾十分重要。日常生活中，我们要学会调节自己的情绪，保持一颗平常心，做一个宽容豁达的人。

久坐工作的人，肾功能多数都不好

现代社会，大部分人每天坐着工作七八个小时，努力工作后回到家中也是坐着，吃饭、看电视、听音乐等基本上也都离不开凳子、椅子或沙发。这种坐着的状态已经成为我们生活中的最主要状态。然而，久坐却是健康的"杀手"，我们知道，久坐会给我们带来很多健康问题，如肩周炎、颈椎病、静脉曲张、腰椎间盘突出、前列腺炎、盆腔炎等。然而很多人没认识到的是，久坐也伤肾。

⊙ 长期久坐使经络受阻，累及肾脏

懂一点儿经络知识的人都知道，我们的人体里遍布"江河沟渠"，这些"江河沟渠"就是联系各脏腑、组织器官的经络。身体上的某个脏腑、组织器官或某条经络出现了问题，都会影响到全身。

举个简单的例子，城市的环线上，如果某条主干道出现了拥堵，那么整个城市的交通就会受到影响。经络是人体气血运行的通道，而人的健康有赖于气血的通畅。如果经络受阻，身体里的气血就运行不畅，组织器官就得不到充足的营养供应，久而久之，这些组织器官就会因为气血供应不足而影响到正常的功能。

中医之所以认为"久坐伤肾"，是因为长时间坐着不动，使人体腹腔承受巨大的压力，腹腔和下身的血液循环不足，人体的整个气血运行都会受到牵连，这样肾就得不到足够的气血温煦、滋养，功能就会下降，甚至引发一系列健康问题。

《黄帝内经》中说"肾开窍于二阴"，包含了肾与膀胱相表里的意思。肾是作强之官，肾精充盛则身体强壮，精力旺盛；膀胱是州都之官，负责贮藏水液和排尿。它们一阴一阳，一表一里，相互影响。人如果长期久坐，会压迫膀胱，造成膀胱气血运行不畅，膀胱功能失常，从而引发肾功能异常。

⊙ 长期久坐，腰痛盯上你

人长期久坐，最受伤的当属腰部，因此腰痛也是许多上班族、电脑族的"家常便饭"。中医认为，肾主骨生髓，脑为髓之海。久坐会导致气血经络受阻、代谢物质排泄缓慢，当气血瘀滞、毒素堆积在腰部时，容易产生腰部肿胀、酸痛、麻木等症状。

骨骼、脑髓都离不开肾的支持，而久坐使人体气血运行不畅，肾得不到足够的滋养而功能下降，这也就使得久坐之人的腰痛症状加剧。另外，久坐的人经过持续长时间的脑力劳动，会影响到"髓"，使腰部更加疼痛难忍。

跟外伤引起的腰痛不同，久坐伤肾所引起的腰痛找不到固定的点，只是泛泛的、绵绵的疼，而且让人感觉酸软，甚至全身疲乏。对于这种腰痛，需要进行按摩、热敷才能得到缓解。

⊙ 久坐之人如何爱护自己的肾

长期久坐的人多肾虚，那么长期久坐的人如何爱护自己的肾呢？

1. 改变自己的习惯，避免坐的时间太长

建议上班族每隔 1 个小时左右就应该站起来伸伸腰、踢踢腿、转转头、扭扭脖子，或者两手背在身后并交叉握住，适当拍打腰部肌肉，保证 5~10 分钟的活动时间。这样既能使气血畅通，又能避免代谢产生的废物堆积在腰部和臀部。

2. 保持良好的坐姿

坐姿不正会使腰背的负担加重，使人腰酸背痛。不论是在办公室里，还是在家中，都要避免歪身斜靠，以免对腰部造成不良压迫。

一般来说，操作电脑时的正确坐姿为：上半身应保持颈部直立，使头部获得支撑，两肩自然下垂，上臂贴近身体，手肘弯曲呈 90 度；操作键盘或鼠标时，尽量使手腕保持水平姿势，手掌中线与前臂中线应保持一直线；下半身腰部挺直，膝盖自然弯曲呈 90 度，并保持双脚着地的坐姿。

如坐在有靠背的椅子上，则应在上述姿势的基础上尽量将腰背紧贴椅背，这样能减轻腰骶部肌肉的负担。若腰部与椅背中间仍有空隙，可以放一个小靠垫，托起腰部，使腰骶部的肌肉不会太疲劳。

读书写字时的正确坐姿：上身平正，两肩齐平；头正，稍向前倾；背直，胸挺起，胸口离桌沿一拳左右，两脚平放在地上与肩同宽；左右两臂平放在桌面上，左手按纸，右手执笔；眼睛与纸面的距离应保持 30 厘米左右。

3. 适当的锻炼不能少

上班族也要适当参加体育锻炼，打羽毛球、踢足球、慢跑、游泳等运动，都有助于放松腰背肌肉，强壮肾脏。

小心憋出来的肾病

很多人长时间久坐，加上工作繁忙，就养成了"憋尿"的习惯，总是要等到"熬不住"的时候才去上厕所。憋尿，在医学上称为"强制性尿液滞留"。憋尿是一种很不好的习惯，对身体的伤害是很大的，尤其对肾不利，临床上甚至可见到有些人因为憋尿而导致尿血。

⊙ 膀胱受肾管，小便不通畅是肾的问题

中医认为，肾与膀胱互为表里，又与膀胱相通，膀胱的气化有赖于肾气的蒸腾。也就是说，膀胱受肾管。膀胱经气是主管存储津液与防御外邪的，如果肾出了问题，对膀胱的"管理"不到位，就会导致膀胱气化失司，引起尿量、排尿次数及排尿时间的改变。

《黄帝内经·素问·评热病论》中说："巨阳主气，故先受邪；少阴与其为表里也，得热则上从之，从之则厥也。"足太阳膀胱经统领人体阳气，为一身之表，外界的风邪首先侵袭足太阳膀胱经，膀胱与肾相表里，膀胱经的热邪影响到肾经，肾经的气机逆而上冲便形成了风厥。由此可见，膀胱经的病变也常常会转入肾经。

当膀胱中的尿液达到一定的程度，就会刺激人的神经，产生排尿

反射。这时，一定要及时如厕，将尿液排净。否则，积存的尿液会形成水浊之气，通过膀胱经入侵肾经，伤害肾脏。因为尿液是人体代谢的产物，含有很多的细菌和毒素，如果长时间憋尿，会使膀胱里的尿液越积越多，最终引发炎症，使人患上膀胱炎、尿道炎、尿血、尿路感染等。膀胱感染一旦蔓延，就会殃及肾脏，还可能引起肾炎等疾病。

有时候出门在外，因为找不到厕所或其他原因，不得不憋尿。其实，只要我们注意一些细节，就能避免这种情况的发生。例如，在学习、工作或开会期间，抓住任何一点儿机会，让自己好好上个厕所，即使尿意不强，只要有休息的时间就一定要上厕所；在出门或睡觉之前，要先上厕所，出门时不要错过商场、加油站等有厕所的地方等。

⊙ 肾病早期症状可以通过尿液看出来

肾病是个隐秘的"杀手"，刚开始的时候几乎没什么明显症状，因而常被人们忽略。其实，我们可以通过尿液来看肾的健康状态。如果你出现以下情况，一定要引起重视，及时到医院检查。

- 泡沫尿增多。
- 尿色发红或尿液检查红细胞增多。
- 夜尿次数增多，如一晚排尿超过 3 次。
- 眼睑和下肢经常水肿。
- 血压升高，高压超过 140 毫米汞柱（18.62 千帕），低压超过 90 毫米汞柱（11.97 千帕）。
- 尿频、尿急、尿痛等。

吃香喝辣，爽了嘴巴却伤了肾

民以食为天，吃是我们日常生活中必不可少的一件事。但是，吃也是一门学问。《黄帝内经·素问·上古天真论》中提出"食饮有节"，指的是饮食有所节制，讲究吃的科学和方法，这样才能使身体健康。然而，很多人并没有做到"食饮有节"。有的人经常应酬，过量食用肥腻、辛辣食品；有的人夏季贪凉而过量喝冰镇饮料、吃冷食；还有的人暴饮暴食，吃的过咸，饮食不规律……

⊙ 食饮不节是导致肾虚的重要原因

大家都知道，饮食不规律或错误饮食，最受伤的是脾胃。其实不仅如此，这样做也会伤害到肾。

《黄帝内经·素问·经脉别论》中说："饮入于胃，游溢精气，上输于脾，脾气散精，上归于肺，通调水道，下输膀胱。水精四布，五经并行，合于四时五藏阴阳。"清晰地描述了食物进入人体后的运行和气血生成转化的过程：食物进入胃后，胃将食物消化吸收，并将营养物质输送到脾，脾进一步加工，使营养物质变成气血精微，然后运送到肺部，肺再将这些气血精微向下分配，分布到各个脏腑、组织和经络。

肾是先天之本，脾胃是后天之本，如果饮食不节就会导致脾胃受伤，吃进身体里的食物难以被脾胃正常运化，也就无法给五脏六腑提供充足的水谷精微，而肾得不到水谷精微的补充和滋养，其功能就会下降，时间久了就容易造成肾虚。

另外，肾主藏精，"精"包括先天之精和后天之精，先天之精与生俱来，后天之精来源于脾胃，先天之精需要后天之精的补充，这样才能保证肾功能的正常。饮食不节不仅会使脾胃受伤，如果摄入的水谷精微不足，肾中的先天之精缺少后天之精的补充、滋养，肾精就会不足而生病。

⊙ 咸入肾，但过咸伤肾

味过于咸，大骨气劳，短肌，心气抑。

—— 《黄帝内经·素问·生气通天论》

《黄帝内经·素问·宣明五气》中说："咸入肾。"肾主水，具有调节全身水液代谢的作用，这一作用的正常发挥需要依靠咸味食物，因为咸味食物能调节人体细胞和血液渗透压的平衡，并帮助水液代谢。

虽然"咸入肾"，但并不意味着越咸越好，过咸反而会伤肾。《黄帝内经·素问·生气通天论》中提到："味过于咸，大骨气劳，短肌，心气抑。"意思是咸味入肾，过多食用咸味能够伤肾，使肾气受伤而造成骨弱无力、肌肉萎缩、心生烦闷。另外，肾属水，心属火，饮食过咸多半会导致肾气盛，根据"水克火"的原理，过咸饮食伤肾还会伤心（心属火）。

食盐的主要成分是氯化钠，但人体对钠的生理需要量是很低的，成人每天需要氯化钠为 3~5 克，如摄取钠过多可造成体内水潴留，血管内压力升高，阻力增大，使心脏负荷加重，久而久之就会导致心脏肥大、心衰、肾功能异常等难以治愈的疾病。

吃得太咸会损害身体健康，但盐又是生活中不可或缺的食物之一，那么，怎么吃盐才合适？

根据世界卫生组织的建议，健康成年人每天盐的摄入量不能超过6克，这个量相当于一啤酒瓶瓶盖的盐量，而且这个盐量还包括酱油、味精、鸡精等调味品中所含的盐。

另外，榨菜、咸菜、腌肉等食物含盐量非常高，在食用时一定要控制好量。建议在吃咸味食物的同时，最好搭配一些菌类、青菜食用，以减少人体对腌制食物中的有害物质的吸收。同时，还要多喝水，多吃水果，以冲淡尿液，让尿液排出，从而保护肾脏。

豪饮不仅伤肝，也伤肾

夫酒气盛而慓悍，肾气有衰，阳气独胜，故手足为之热也。

——《黄帝内经·素问·厥论》

俗话说，无酒不成席。谈生意陪客户吃饭，喝酒在所难免；节假日亲朋聚会，更少不了酒。适当饮酒可促进气血循环，红酒还有美容的作用，但是，如果过量饮酒就会伤害到肝肾的健康。

⊙ 过量饮酒，肝肾很受伤

《黄帝内经》中提到，"肝属木，喜条达"，"肝欲散，急食辛以散之，用辛补之，酸泻之"。酒属辛，主发散，是行阳气的。肝主疏泄，主阳气升发。肝本身是很容易阳亢阴虚的，再加上酒的升散，阳气更亢，阴更伤，因此过量饮酒会伤害到肝，容易引发脂肪肝、肝硬化等疾病。

不仅如此，饮酒还会伤肾。这在新闻报道和临床上越来越多见。《黄帝内经·素问·厥论》中说："夫酒气盛而慓悍，肾气有衰，阳气独胜，故手足为之热也。"意思是：酒性气盛浓烈迅猛，也会导致肾精有所损伤，使阳热之气独胜于体内，出现以手足发热为主要症状的热厥病。

⊙ 浓茶解酒，伤肾不浅

很多人习惯酒足饭饱后用浓茶解酒，殊不知浓茶解酒反而会伤害到身体健康。酒精进入人体后，经过肝脏将其由酶氧化成乙醛，再氧化成水和二氧化碳，最终排出体外。而茶中的咖啡因具有利尿作用，饮酒后喝浓茶，会使还没来得及被分解的乙醛过早通过肾脏，而乙醛对肾脏有毒性，可使肾脏受损。

另外，浓茶中的氟含量很高，而肾脏是氟的主要代谢器官，若大量饮浓茶，过量的氟就会超出肾脏的排泄能力，导致氟滞留于体内，使肾小球和肾小管细胞严重受损，给肾功能带来伤害。这也是有些人用浓茶解酒，反而出现食欲不振、头晕头痛、全身乏力、记忆力减退等症状的原因。

⊙ 保肝护身的居家解酒方

酒醉之后头晕头痛、胸闷气短、恶心呕吐等"齐聚一堂"，确实令人难受。下面介绍两款可以及时解酒，又不伤害肝肾的茶方。

葛花茶

【材料】葛花10克，蜂蜜适量。

【做法】将葛花用热开水泡茶，晾温后加蜂蜜拌匀，频频饮用。

【功效】古代医书都称葛花能"解酒醒脾"，民间也有"千杯不醉葛藤花"的说法。酒醉之后喝葛花茶，能减少肠胃对酒精的吸收，加强酒精的分解和代谢，从而起到保肝护肾的功效。

绿豆甘草茶

【材料】绿豆50克，甘草10克。

【做法】将绿豆、甘草加水煎煮30分钟，取汁，代茶频饮。

【功效】绿豆与甘草都有解毒的作用，可减少身体对酒精的吸收。

另外，轻度酒醉者喝杯富含果糖的饮品，比如蜂蜜水、柠檬水以及鲜榨水果汁（西瓜汁、梨汁等），或者喝 1 小杯醋或米汤，都可起到醒酒的效果。

⊙ 按摩鱼际穴、内关穴可解酒

鱼际穴位于手拇指本节（第 1 掌指关节）后凹陷处，约在第 1 掌骨中点桡侧，赤白肉际处。

内关穴位于前臂掌侧，曲泽与大陵的连线上，腕掌侧远端横纹上 2 寸，掌长肌腱与桡侧腕屈肌腱之间。

用一手拇指点按醉酒者右侧的鱼际穴，另外一只手点按醉酒者左侧的内关穴，同时点按 1 分钟左右，有助于缓解醉酒后的头晕、头痛等不适。

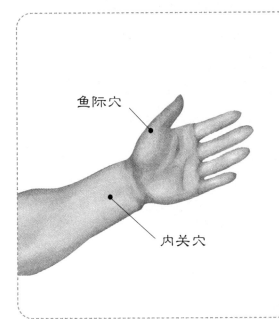

鱼际穴

在拇指本节（第 1 掌指关节）后凹陷处，约在第 1 掌骨中点桡侧，赤白肉际处

内关穴

在前臂掌侧，曲泽与大陵的连线上，腕掌侧远端横纹上 2 寸，掌长肌腱与桡侧腕屈肌腱之间

随意吃药治不好病，反倒会伤了肾

很多人工作繁忙，偶尔有点小毛病，经常自己到药店买点药吃，一些小病像感冒、头痛、腹胀、腹泻之类的，自己买点药吃确实很快就能缓解，然而，自己开药吃，如果开得不当，或者是吃得不当，后果还是很严重的。临床上就见到，有的人就是因为自己开药吃，小病没治好，反倒是蛋白尿、血尿，肾功能也不正常，有的甚至出现过敏性间质性肾炎。

肾脏是人体重要的代谢器官之一，负责尿液的生成与排泄，以及维持人体内环境的稳定。大多数药物都需要肾的代谢，如果长期大量服用或乱服药物，极易破坏肾脏的正常功能，严重的还可导致药物性损害，如急性肾衰竭等。通常，如果用药 1~2 天或者一周内，出现厌食、恶心、呕吐、皮疹、发热等症状，就要引起注意了。

有的人自己学习了一些中医知识后，就开始给自己进补。尤其是一些性功能不好的人，往往自作主张，不分证型就乱服补肾壮阳的药物或保健品，很容易埋下安全隐患。

此外，即使是服用进补药物，也一定要在医生的指导下进行，切勿盲目进补或乱服。

顺应四季，
肾气养得足足的

《黄帝内经》中说："故阴阳四时者，万物之终始也。"如果违背阴阳四时的自然规律，人体的节律就会受到干扰而产生疾病。只有顺应时令，利用时令特点，"食饮有节，起居有常，不妄劳作"，才能五脏和谐，阴阳平衡，身体康健。养肾也是如此，顺时养肾才能事半功倍，让肾气充足。

晚睡早起，让你一个春天都精力充沛

春三月，此谓发陈，天地俱生，万物以荣，夜卧早起，广步于庭，被发缓形，以使志生，生而勿杀，予而勿夺，赏而勿罚，此春气之应，养生之道也。逆之则伤肝，夏为寒变，奉长者少。

——《黄帝内经·素问·四气调神大论》

⊙ 晚睡早起有利于养肾

中医认为，阴气盛则寐，阳气盛则寤。也就是说，当大自然阴气盛的时候就要去睡觉，阳气盛的时候就应该醒来。春天是阳气生发的季节，人体阳气充足，精力充沛，睡眠的时间就自然缩短。

另外，春季时温度逐渐升高，人脑部供血充足，血液循环系统工作处于兴奋状态，人体在相对较短的时间内休息就能缓解疲劳。因此，春天的时候晚睡早起，可让人白天显得精力充沛。建议春季晚上睡觉的时间适当延后到晚上 11 点，起床的时间则在早上 6 点左右。

《黄帝内经》中说："夜卧早起，广步于庭，被发缓形。"春风送暖，万物复苏。春天时清晨起床之后，在环境清幽的庭院、公园散步，可以使人的身体得到极大的舒展，也有助于气血循环，增强免疫力，有益肾健康。

春季人体体温有所升高，为了适应这一变化，人体的血液分布也会重新分配，皮肤、外周的血液相对增多，使得大脑等重要脏器的供血会相对减少。大脑缺氧，心血不足，"春困"由此发生，人容易出现疲劳、常打哈欠。建议春天的时候每天中午午睡10~30分钟，哪怕是闭目养神，也有助于缓解春困。

⊙ 疏肝保肾，好心情也很重要

《黄帝内经》里说"怒伤肝"，"肾，盛怒而不止则伤志"。一个人如果经常情绪不稳定，大起大落，很容易使肝、肾受伤。春入肝，春季是疏肝理气、调理肝肾的好时机，因此春天时一定要注意调节好情绪，心态要尽量平和。建议在春天的时候适当参与户外活动，与朋友一起外出踏青游玩，多与大自然亲密接触，以调节身心。

⊙ 乍暖还寒，热水泡脚养阳

春天气候多变，温差大，人体容易感受风寒而伤及阳气。《老老恒言·燕息》中说："春冻未泮，下体宁过于暖，上体无妨略减，所以养阳之生气。"人的头部及上半身属阳，而且有多条阳经循行，所以上半身的阳气较为旺盛，对风寒的抵御能力较强。相比之下，下半身属阴，有包括肾经在内的多条阴经循行，因此下半身的阳气相对薄弱，对风寒的抵御能力较弱。所以，春天时，人的下半身尤其是双脚，是养护的重点。每天晚上用热水泡脚15~20分钟，有助于升阳气。另外，用热水泡脚可促进肾经的气血循环，对于养肾也是十分有益的。

⊙ 经常梳头拔阳气

《养生论》中说："春三月，每朝梳头一二百下，寿自高。"春天是阳气升发的季节，而一天之中，阳气在早晨升发，这时梳头可起到醒神开窍、促进人体阳气升发的功效。

梳头的方法为：先从头顶顺着头发生长的方向往下梳，然后从后颈发根部位向下梳后颈部。每天梳头30次左右。

梳头的时候，可用梳子点按头顶的百会穴，百会穴是人体位置最高的穴位，它能通达阴阳脉络，连贯周身经穴，对提升人体阳气、调节机体的阴阳平衡有重要的作用。

⊙ 合理饮食，调和肝火、护理肾阳

辛味食物和药物具有发散、行气、行血的作用，能够兴奋人体的阳气。所以，在做饭的时候，不妨适当加一些葱、姜、蒜，可提升菜肴的味道，还有助于体内阳气的升发。

韭菜是温补肾阳的佳品，春天的时候适当多吃一些，可起到健胃、提神、强肾的作用。另外，甘味食物有助于调和脾胃，而脾胃是后天之本，脾胃强健则有助于后天之精的化生，从而补充先天之精，使肾精充足。因而，春季时应适量吃梨、百合等甘味食物。

唐代药王孙思邈曾经说过，春天应少吃酸的食物，多吃甘味食物。春季脾胃偏弱，胃肠的消化能力较差，而红枣可以健脾益气，养血安神，有助于人体阳气的生成。春天时我们可以每天嚼着吃3~5枚红枣，或者将红枣掰开后泡茶饮用。

静心莫忘养肾，心肾同养安然过盛夏

夏三月，此谓蕃秀，天地气交，万物华实。夜卧早起，无厌于日，
使志无怒，使华英成秀，使气得泄，若所爱在外，此夏气之应，
养长之道也。

——《黄帝内经·素问·四气调神大论》

精、气、神对人体健康有着十分重要的意义，而夏季气温高，
人火气旺，体力自然消耗非常快，再加上昼长夜短的季节特点，很
多人夏季生活规律比较紊乱，再加上贪吃生鲜冷饮等，这些无疑都
会让人过度耗损精、气、神。因此，在夏季更要注重保精、蓄气、
养神。

《黄帝·素问·生气通天论》中说："阴平阳秘，精神乃治；阴
阳离决，精气乃绝。"肾中精气决定了人的生、老、壮、已，神是精、
气的集中体现。心主神明；心属火，夏亦属火；肾藏精，精舍志。因此，
在夏天要心肾同养，才能使精、气、神充盈。

⊙ 夏季养心、肾三法

方法 1：凝心神

在人的生命活动中，精神因素起着十分重要的作用。夏天气温高，人体阴液消耗过快，容易使人心烦意乱，甚至脾气暴躁。因此夏季要注重调神、安神。《医钞类编》中说："养心在凝神，神凝则气聚，气聚则形全。""凝神"，即保持精神上的安静和清净，这样人才会心平气和、血脉流畅。每天清晨起床之后，打开窗户，呼吸新鲜空气，然后打坐，闭目，一呼一吸之间就会使心情宁静平和。

方法 2：节情志

情志，中医里也称"七情"，指的是喜、怒、忧、思、悲、恐、惊。情绪对人的影响极大，尤其是对心、肾的影响就更大。因为人的情志活动与心、肾有关，七情中尤以怒、悲、恐等对心、肾的影响为大。

在日常生活中，常见有人因为大怒、大悲、恐惧等而诱发心脏病、高血压等疾病。那么，如何节情志呢？方法很多，如听音乐、清晨在环境清幽的公园散步、跟亲朋好友交流等等。当心情不好时，适时地转移注意力，可以避免情绪上的大起大落。

方法 3：善运动

现代人常说："生命在于运动。"中医认为："人动则血运行于诸经。"适当运动，可使气血流畅、百脉俱通、毫无瘀滞，心、肾之气自然充盛。现代医学证实，适当运动可使心肌得到锻炼，有助于增强心脏、肾脏功能。比较适合夏天的运动有慢跑、散步、太极拳、游泳等。

⊙ 上班族夏季养心肾小动作

"一日之计在于晨",清晨的空气最清新,而且夏季清晨天气相对凉爽,上班族要抓住清晨这段时间,运用一些小动作来养心、肾。

动作1:双手握拳

方法:端坐,两臂自然放于两股之间,调匀呼吸,然后两手握拳,用力紧握。吸气时放松,呼气时紧握,可连续做6次。

功效:调气血、安心神,促进气血循环。

动作2:上举托物

方法:端坐,以左手按于右腕上,两手同时举过头顶,调匀呼吸。呼气时,双手用力上举,如托重物,吸气时放松。如此做10~15次后,左右手交换,再做1遍,动作如前。

功效:疏通经络、行气活血。

动作3:手足争力

方法:端坐,双手十指交叉相握,右腿屈膝,踏于两手掌中,手、脚稍稍用力相争。然后放松,换左腿,动作如前,可交替做6次。

功效:宽胸理气,活动四肢筋骨。

动作4:闭目吞津

方法:端坐,两臂自然下垂,置于股上,双目微闭,调匀呼吸,口微闭,如此静坐片刻,待口中津液较多时,便将其吞咽,可连续吞咽3次。然后,上下牙叩动(即叩齿)10~15次。

功效:养心安神,固齿健脾,滋养肾阴。

⊙ 用饮食护卫心肾

食物是最好的补药，日常生活中最常见的食物就能帮助我们护卫心、肾。夏季天气炎热，人体阴液消耗过大，应多吃富含水分、维生素的蔬菜、水果，这样能减轻肾脏的负担，还能起到清心祛火的作用。

暑湿困脾，夏季人的胃口通常不太好，这时应多吃具有健脾养胃作用的食物，如山药、薏米、莲子、小米、南瓜等，以强健脾胃，补充后天之精。

另外，还要多喝水少喝啤酒。多喝水可以冲淡尿液，让尿液快速排出，从而保护肾脏，而且多喝水可以清心火、防燥邪。大量喝啤酒，会使尿酸沉积导致肾小管阻塞，造成肾脏损害。

秋季燥邪来袭，吃点酸味滋补肾阴防未病

秋三月，此谓容平，天气以急，地气以明。早卧早起，与鸡俱兴，使志安宁，以缓秋刑，收敛神气，使秋气平，无外其志，使肺气清，此秋气之应，养收之道也。

——《黄帝内经·素问·四气调神大论》

《黄帝内经》认为，秋季属金，对应肺，是肺气最旺盛的季节，也是养肺的最佳时节。同时，按照中医五行理论，金生水，而"肾为水脏"，因此秋季时肾脏的能量十分充足，这时候对肾脏进行养护，可以起到事半功倍的效果。

⊙ 早卧早起

《黄帝内经》中说，秋天的时候应"早卧早起，与鸡俱兴"。秋季天气开始变得凉爽，阳气开始敛藏，在这个季节早睡可以顺应阳气的收敛，而早起则可以使肺气得到舒展，且防阳气收敛太过。建议秋季每天晚上9~10点开始入睡，早晨6点左右起床。

⊙ "少辛多酸"慎进补

根据中医"春夏养阳，秋冬养阴"的理论，从立秋开始，人应适宜进补，科学地摄取营养和调整饮食，以补充夏季的消耗，但也要注意不能"乱补"，尤其是"贴秋膘"时不要吃太油腻的食物，以免给肠胃增加负担。

秋季还应"少辛多酸"，尽量少吃葱、姜、蒜、韭菜、辣椒等辛味之品以及油炸、干燥的膨化食品、酒等，适当多食酸味水果和蔬菜。黑米、黑豆、黑芝麻、黑枣、核桃、山药、栗子等食物具有很好的补肾滋阴效果，秋天宜适当多吃。

秋季宜多吃酸味食物。山楂可消食健胃、行气散瘀，高血压患者也可以适当吃点

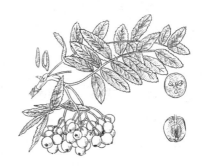

另外，秋天要少吃寒凉食物。《饮膳正要》中就说："秋气燥，宜食麻以润其燥，禁寒饮。"黄瓜、苦瓜、生菜沙拉、西瓜等都应少食。

立秋后每天喝粥就是很好的秋补方式。粥利于健脾，可助脾胃滋阴，平衡健旺的阳气，使人体阴阳平衡。可以用栗子、红枣、山药等来熬粥。

红枣栗子粥

【**材料**】栗子 10 个，红枣 5 枚，粳米 100 克，白糖适量。

【**做法**】1.栗子去壳，切碎；红枣洗净，去核。

2.粳米淘洗干净，与栗子、红枣一起放入锅中，加入适量清水，大火煮沸后转小火熬煮成粥，加白糖调味。

【**功效**】滋补脾肾，滋阴润肺。

⊙ 多饮水

秋天干燥，要及时补充水分，以滋阴润肺，保护肾脏。建议每天清晨和晚间喝 200 毫升左右的水，早餐和午餐之间各喝 800 毫升左右的水。如果运动量大，出汗多，则要酌情增加饮水的量。

对付秋燥，古人有一套良方："朝朝盐水，晚晚蜜汤。"白天喝点淡盐水，晚上则喝蜜水，既能补充人体水分，又是秋季养生、抗拒衰老的饮食好方法。

⊙ 生命在于运动

人的关节、筋等组织运动由肝肾支配，因而慢跑、散步、健身、打太极拳、打球等运动可起到养肝补肾的作用。现代人长时间坐在办公桌前，锻炼的时间很少，这里推荐一些小动作，只要有空闲做做这些小动作就能达到锻炼的目的。

握固

方法：将大拇指扣在手心，指尖位于无名指（第四指）的根部，然后屈曲其余四指，稍稍用力，将大拇指握牢，如攒握东西一般。平时走路、坐车、闲聊、看电视时都可以做这个小动作。

功效：活动手部关节；固守精、气、神。

提踵颠足

方法：赤脚踩在地板上，两腿并拢，五趾抓地，提肛收腹，然后脚跟抬起，停留3~5秒，再向下踩地板，同时身体放松，脚底轻震地面。

功效：牵拉腰背腿部的膀胱经、肾经；按摩足部反射区，促进下身血液循环。

用脚后跟健走

方法：走路时，脚后跟先着地，不要弯曲膝盖。腿往前迈时，脚尖伸直如同踢球；前脚落地时，后脚脚尖跷起。

功效：刺激足部肾经穴位。

按摩肾俞穴

方法：身体站直，双手手掌搓热，分别放在后背腰部，上下搓擦肾俞穴至感觉发热。早晚各1次。

功效：补肾纳气。

"冬眠不觉晓"，吃饱睡足来年才有好身体

冬三月，此谓闭藏，水冰地坼，无扰乎阳，早卧晚起，必待日光，使志若伏若匿，若有私意，若已有得，去寒就温，无泄皮肤，使气亟夺，此冬气之应，养藏之道也。

——《黄帝内经·素问·四气调神大论》

《黄帝内经·素问·四气调神大论》中说："冬三月，此谓闭藏，水冰地坼，无扰乎阳。"冬天草木凋零，兽藏虫伏，是自然界万物闭藏的季节。《黄帝内经·素问·六节藏象论》中说："肾者，主蛰，封藏之本。"肾是主藏的脏腑，在肾中藏有充足的精气，这样我们的身体才能健康。因此，在冬季的时候要养好肾，以调节机体适应严冬的变化，储备好充足的能量，安然度过冬季，并为来年春季的到来做好准备。

⊙ 食补益肾，冬季饮食是一门学问

《黄帝内经·素问·金匮真言论》中说："北方黑色，入通于肾，开窍于二阴，藏精于肾。"黑色食物具有补肾、固摄肾经的功效，因此冬季养肾离不开黑色食物。黑豆、黑米、黑芝麻、黑枣、黑木

耳等黑色食物是养肾益精的上好选择，非常适合冬季食用。

肾中精气有赖于水谷精微的供养，才能不断充盈和成熟。冬天气温较低，肾又喜温，肾虚之人通过膳食调养，其效果较好。肾虚有阴虚、阳虚之分，进补时对证用膳。肾阴虚的人宜多吃黑木耳、黑芝麻、雪蛤、核桃、海参、熟地黄、枸杞子等滋阴补肾，肾阳虚的人可吃羊肉、韭菜、泥鳅等温阳补肾。

这里推荐一道羊肉海参补肾汤，羊肉与海参同食，阴阳同补，效果很好，而且还不容易上火。

羊肉海参补肾汤

【材料】水发海参 50 克，羊肉 100 克，葱、姜、盐各适量。

【做法】1. 海参切片；羊肉洗净，切成薄片；葱洗净，切段；姜洗净，切片。

2. 锅内水烧开后加入葱、姜煮片刻，放入海参、羊肉，煮熟后加盐调味即可。

【功效】温阳补肾，滋阴益精。

⊙ 早睡晚起身体好

都说"春眠不觉晓"，其实对养生来说，应该做到"冬眠不觉晓"才好，也就是说，冬季的时候应"早睡晚起"。中医强调养生要"天人合一"，冬季天寒地冻，草木凋零，动植物多处于冬眠状态以养精蓄锐，为来年生长做准备。人体也应该顺应自然界特点而适当减少活动，以免扰动阳气，损耗阴精。

冬季早睡晚起，可避免低温和冷空气对人体侵袭而引发呼吸系统疾病，也可避免因严寒刺激诱发心脑血管疾病。同时，充足的睡眠还有利于人体的体力恢复和免疫功能的增强，有益于预防疾病。

建议冬天晚上 9~10 点入睡，以保养人体阳气；早上最好在太阳出来之后起床，以保养人体的阴气。当然，晚睡早起也要把握好度，千万不要睡懒觉太过头，如果每天日上三竿才起，会饿坏了肠胃。

⊙ 适当运动，强身健肾

适度运动对养肾大有裨益，可使肾中精气更为充盈。比如，散步、慢跑、打球、做操、练拳、舞剑等，都是适合冬季锻炼的项目。需要注意的是，冬天锻炼时，对暴露在外的手、脸、鼻和耳朵等部位，除了经常揉搓以促进局部血液循环外，还应抹上适量的防冻膏、抗寒霜等以防止皮肤冻伤。另外，运动后如果出汗，要及时换下汗湿的衣服，并及时将汗擦干，穿上干净的衣服，以防着凉感冒。

冬季人处于"阴盛阳衰"状态，因而要注意加强背部的保暖，以固护肾阳。

此外，冬季养生还要注意养精保肾，节制房事。《黄帝内经》指出："精者，生之本也。"《寿世保元》中说："精乃肾之主，冬季养生，应适当节制性生活，不能恣其情欲，伤其肾精。"精气是构成人体的基本物质，精气的充实与否，也是决定人能否健康的关键。冬季以养精气为先，应对性生活予以节制。

⊙ 调理经络，充固肾气

肾气充足，人的抵抗力就强，身体就康健。冬天天气寒冷，人容易感受风寒而感冒，这时不妨用人体自带的"良药"——经络穴位来养肾气，提高身体免疫力。

按命门

方法：自然站立或取坐位，两手相互摩擦至发热，然后分别把手紧贴两侧腰后部，自上而下，再由下而上缓缓推摩至腰部发热（此处是命门穴所在位置，常摩能养肾）。

功效：补肾气，温肾阳。

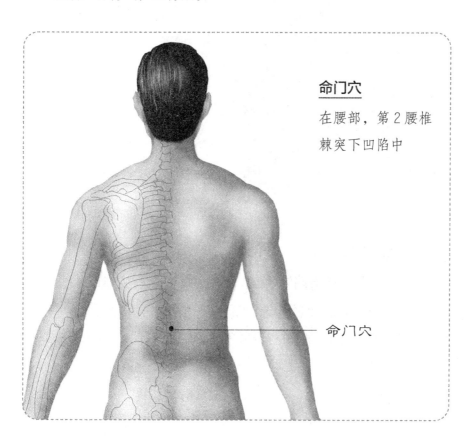

命门穴

在腰部，第 2 腰椎棘突下凹陷中

命门穴

揉腹按关元穴

方法：两手搓热，在腹部关元穴顺时针按摩 30 次，直至皮肤温热发红。关元穴位于肚脐下 4 横指处。

功效：补肾之元气，提高抗病能力。

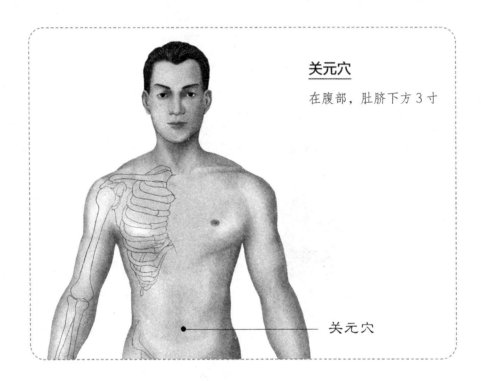

关元穴

在腹部，肚脐下方 3 寸

关元穴

吸提会阴穴

方法：吸气时使会阴穴收缩，呼气时放松会阴穴。每天进行 2~3 次，每次 3~5 分钟。会阴穴位于肛门与生殖器之间的凹陷处。

功效：疏通任督二脉，提升肾气，保持元气。

吃对食物，
护好肾，身体壮

　　在古代，行军打仗讲究"兵马未动，粮草先行"，粮草对于整个军队而言就是"发动机"，有了粮草打仗才有力气。其实，对于肾也是如此，吃好了、吃对了才能补充肾精，为肾的运转提供充足的"动力"，让身体强壮。

补肾，选黑色食物准没错

北方黑色，入通于肾。

——《黄帝内经·素问·金匮真言论》

民以食为天，吃是我们每天都在做的事情，也是很多人的"烦恼"——为吃什么而发愁。那么，什么食物既进补又对健康有利呢？民间有"逢黑必补"的说法，要养肾补肾，当然首选黑色食物。

⊙ 养肾护肾离不开黑

中医里常说"黑色入肾""黑色主肾"，但很多人对黑色食物的了解并不多。中医认为，不同颜色的食物归属于不同的脏腑，其中黑色食物对应着肾，经常吃黑色食物可起到补肾养肾的作用。

黑色食物的养肾护肾作用主要体现在以下方面：

一是黑色食物含有丰富的黑色素，黑色素具有很强的抗氧化能力，可清除人体内的自由基，减少不良色素沉淀，改善肾脏功能。

二是黑色食物具有排毒功能。黑色食物中膳食纤维的含量比浅色同类食物要高，膳食纤维可刺激肠胃蠕动，促进粪便排泄，并把有害物质带出体外。肾脏是人体的排毒器官之一，多吃黑色食物可减少肾脏的负担。

三是黑色食物可为肾脏的正常功能提供丰富的营养物质，如蛋白质、维生素 A、维生素 E、铁、锌、硒等。

⊙ 什么是黑色食物

黑色食物，顾名思义就是颜色呈黑色的食物，如黑米、黑荞麦、黑豆、豆豉、黑芝麻、黑木耳、香菇、桑葚、黑枣、乌梅、黑葡萄、黑布朗、乌鸡、海参、紫菜、海带等。

黑色食物中，黑米、黑豆、黑芝麻、黑枣、核桃被人们称为"黑五类"，它们是补肾的最典型的代表。其中，黑米被誉为"黑珍珠"，具有滑涩补精、健脾补血的功效；黑豆被誉为"肾之谷"，黑豆性平、味甘，不仅形状像肾，还能补肾强身、利水解毒，特别适合肾虚的人；黑芝麻性平、味甘，可补肝肾、润五脏，对因肝肾精血不足引起的眩晕、白发、脱发、腰膝酸软、肠燥便秘等有效；有"营养仓库"之称的黑枣，其性温，味甘，可补中益气、补肾补血；核桃具有补肾固精、润肠通便、温肺定喘的作用，常用于肾虚腰痛、咳喘等。用"黑五类"一起煮粥，更是难得的养肾佳品。

黑五类粥

【材料】黑米 50 克，黑豆 20 克，黑芝麻 15 克，核桃仁 15 克，黑枣 2~3 枚，红糖适量。

【做法】将黑米、黑豆、黑芝麻、核桃仁、黑枣洗净，放入砂锅中，加入适量水，大火煮沸后转小火，一边熬煮一边搅拌，直至熬成粥，加红糖调味即可。

⊙ 避开吃黑的一些误区

误区一：吃得黑，人也会变黑

有的人认为，黑色食物含有黑色素，吃多了人会变黑。其实，黑色食物中的黑色素属于一种失去活性的蛋白质，进入人体之后不会马上被吸收，而是经过胃肠道的消化、分解后，才被人体吸收利用，因而也不会沉淀在皮肤表面。

误区二：掉色的黑色食物是染色的

食品安全问题是人们一直关注的问题，各种染色食品层出不穷让人们胆战心惊，而鉴别染色食品常用的方法就是用水浸洗，看是否掉色。但是，这种方法在黑色食物这里却行不通。比如黑米在淘洗的时候，淘米水会变成紫黑色；黑豆浸泡的时间长了也会"掉色"。这种现象是花青素在"作怪"。花青素容易溶于水，使水变色。

鉴别黑色食物是否染色，可在淘洗或浸泡后，在变色的水中滴入几滴醋或食用碱。花青素在酸性条件下呈红色，在碱性条件下呈蓝色。如果变色的水颜色没有发生改变，则很有可能是染色食物。

误区三：黑色食物越黑越好

黑色食物补肾，那是不是食物越黑越好？这需要具体情况具体分析。如果是天然的黑色食物当然是越黑越好，但是有些黑色食物是经过染色造成的，这样的食物并非越黑越好，这种食物越黑，安全问题也就越多。

咸味也能滋阴补肾，但别太过

五味所入，酸入肝，辛入肺，苦入心，咸入肾，甘入脾。

——《黄帝内经·素问·宣明五气》

味过于咸，大骨气劳。

——《黄帝内经·素问·生气通天论》

时下，"重口味"这个词经常被用到。但是，在中医里，口味轻重却不是一件可以随意开玩笑的事儿。《黄帝内经·素问·宣明五气》中提到："五味所入，酸入肝，辛入肺，苦入心，咸入肾，甘入脾。"也就是人们常说的"五味入五脏"。其中，咸入肾，咸味的食物最容易作用于肾。

⊙ 咸味适度养肾

《黄帝内经》中认为"肾主水"，即肾有调节水液代谢的作用。咸味食物能调节人体细胞和血压渗透压平衡，以及人体水盐代谢，增强体力和食欲，防止痉挛，因而适度吃咸可以起到养肾补肾的功效。

中医里认为，味"咸"的食物有海带、紫菜、狗肉、冬菇、海带、紫菜、螃蟹等。这些食物虽然与盐没有直接的关系，但味道咸鲜，与肾气相通，能滋养肾精、软坚散结，尤其适宜秋冬养肾时食用。古代人们夏秋之际常会将鸡鸭鱼肉加盐腌制，除了可以延长保存时间，到冬季食物稀少的时候食用外，还包含了冬天适当多吃一些咸味可以帮助强肾的理论。跟古代相比，我们日常生活中咸味的东西则要丰富很多，例如腌制食品、煎炸食品、罐头食品、鸡精、酱油等，都含有大量的盐分。

咸味适度可以养肾，那么怎样才算适度呢？以最常见的咸味来源"盐"为例，一般成人每天吃 6 克左右盐已足够，如果菜肴中添加了酱油、料酒、豆豉、鸡精等调味品时，盐的用量还要酌情减少。

⊙ 过咸既伤肾又伤心

俗语说，"少吃多滋味，多吃坏肚皮"。不论多好的食物，吃多了都会影响到身体健康。咸味食物也是如此，虽然"咸入肾"，但吃得过咸反而会伤肾。

《黄帝内经》里提到："味过于咸，大骨气劳"，"咸走骨"，"病在骨，无食咸"。意思是人体的骨骼都与肾的功能相关。如果吃得过咸，就会影响肾功能，损坏骨头。

另外，吃得过咸，不仅伤肾，还伤心。《黄帝内经·素问·五藏生成》中说："多食咸，则脉凝泣而变色。"意思是：咸入肾，咸味吃多了可造成肾气过于旺盛而克制心气，损伤心的功能；心主血，是血的统领者，心功能不足可使血脉凝聚，脸色变黑。这也是长期饮食过咸而导致高血压、糖尿病、心脑血管疾病的原因。有心悸、气短、胸痛等不适的人，一定要少吃咸，以养心护心。

名医小课堂

甘味过度伤肾

不仅咸味过度伤肾，甘多也伤肾。甘，也就是甜的意思。食用过多的甜味食物会引起脾气偏盛，克伐肾脏。由于肾主骨藏精，其华在发，甜味吃多就会使头发失去光泽、掉发，引起骨伤疼痛等，正所谓"多食甘，则骨痛而发落"。有肾虚症状的人，如经常腰膝酸软、耳鸣、耳聋等，更要少吃甜食。

⊙ 利用小细节，让饮食更健康

要限制盐分的摄入，最重要的就是把好"入口关"，即烹调时应尽量少放盐和含盐的调味品。可以利用生活中的一些小窍门来控制盐分的摄入。例如，做菜的时候，用酱油、豆酱调味，或用葱、姜、蒜等香料提味，一般5克酱油、20克豆酱所含的盐分相当于1克盐，而且做出的菜比直接用盐味道要更好；灵活运用蔗糖烹制糖醋风味菜，或用醋拌凉菜，既能弥补咸味的不足，还可促进食欲；可以利用蔬菜本身的强烈风味，如番茄、洋葱、香菇，和味道清淡的食物一起烹煮提味等。

平时吃东西的时候也要注意，腌制食品盐分很高，如酱肉、香肠、烧鸡、熏肉等熟食含盐量比一般菜肴高1~2倍；一包辣酱面就有超过6克（标示含钠量为2500毫克）的盐，一天的盐分很容易超标。

另外，平时尽量在家吃饭，能控制好盐的使用，因为餐馆中的不少菜肴虽然美味，但厨师为了增加口感常放比较多的油和盐。这也是经常外出吃饭的人容易患高血压的原因。

肾虚的人，餐桌上不能少了黑豆

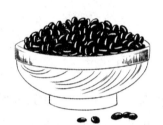

黑豆可缓解尿频、腰酸、白带异常及下腹阴冷等症状

豆被古人誉为肾之谷，对肾有一定的补养功效，而其中以黑豆补肾效果尤为明显。中医认为，黑色属水，水走肾，所以肾虚的人食用黑豆可以祛风除热、调中下气、解毒利尿，可以有效缓解尿频、腰酸、女性白带异常及下腹部阴冷等症状。

《本草纲目》中也说："黑豆入肾功多，故能治水、消胀、下气、制风热而活血解毒。"此外，黑豆乌发黑发以及延年益寿的功能也是很明显的。

黑豆性质温和，而且本属食物，所以一般人群均可食用。以下人群尤其适宜：

脾虚水肿者。

体虚之人及小儿盗汗、自汗，尤其是热病后出虚汗者。

老人肾虚耳聋。

小儿夜间遗尿者。

妊娠腰痛或腰膝酸软、白带频多、产后中风、四肢麻痹者。

古人用黑豆补肾，多采用煮料豆法。即将黑豆与其他中药同煮。明太医刘浴德《增补内经拾遗方论》中记载过一个煮料豆药方，"老人服之能乌须黑发，固齿明目。"此方如下：

用当归12克，川芎、甘草、陈皮、白术、白芍、菊花各3克，杜仲、炒黄芪各6克，牛膝、生地、熟地各12克，青盐20克，首乌、枸杞子各25克。将上述中药同黑豆一同煮透去药，晒干服豆。

此外，张石顽在其所著的《本经逢原》中也说，黑豆"入肾经血分，同青盐、旱莲草、何首乌蒸熟，但食黑豆则须发不白，其补肾之功可知"。这些都是以黑豆与药物同煮，然后去药食豆之法。

上面说的煮料豆法，今天看来还是比较繁琐的，其实黑豆即使是不与其他药同煮，也具补肾养血之功。《本草纲目拾遗》言其"服之能益精补髓，壮力润肌，发白后黑，久则转老为少，终其身无病"。民间也有不少关于黑豆的单方验方。这里略举一些。

盗汗
黑豆、浮小麦各30克。水煎服，或用黑豆、浮小麦各30克，莲子8克，黑枣7枚同煮。

头昏畏明
以黑豆30克，菊花12克，枸杞子、刺蒺藜各15克。煎服。

腰痛
黑豆30克，炒杜仲15克，枸杞子12克。煎水服。

月经不调
黑豆30克，苏木15克。水煎，加红糖调服。

筋骨痹痛

黑豆30克，桑枝、枸杞子、当归各15克，独活9克。煎服。

阴虚烦热

黑豆250克，炒熟，趁热用黄酒500克浸泡数日，每次服半酒杯。

（《千金要方》）

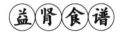

益肾食谱

黑豆猪肚汤

【材料】黑豆、益智仁、桑螵蛸、金樱子各20克，猪肚1个，盐适量。

【做法】1.将黑豆、益智仁、桑螵蛸和金樱子用干净的纱布包好；猪肚清洗干净，去除异味。

2.将纱布包和猪肚一起放入锅中，加适量水炖熟，加盐调味即可。

【功效】补虚损、健脾胃。

黑豆紫米粥

【材料】紫米75克，黑豆50克，白糖适量。

【做法】1.黑豆、紫米洗净，浸泡4小时。

2.锅置火上，加适量清水，用大火烧开，加紫米、黑豆煮沸，转小火煮1小时至熟，加入白糖拌匀。

【功效】健肾、益气、补虚。

常吃黑芝麻，气血足头发好

黑芝麻可补益肝肾，填补精髓，养血益气，使头发乌黑亮泽

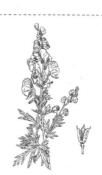

黑芝麻性平，味甘，是传统的滋补强壮之品，《名医别录》将其列为上品，并称之"八谷之中，唯此为食"。可见黑芝麻的药用价值之高。

古人认为，黑芝麻能除痼疾，返老还童，长生不老。现代研究也发现，黑芝麻长于补益肝肾，填补精髓，养血益气，能使头发乌黑亮泽，还能强壮筋骨，补虚生肌，滋养五脏。身体虚弱、头发早白、肝血虚、精神不振者经常食用，可有效改善体质。黑芝麻补肾润燥的效果尤其好，常用来调养肾虚所致的便秘。

黑芝麻是药食同源之物，一般人群都可以食用，尤其是以下人群，平时宜适当多吃：

头晕目眩、视物不清者。

经常感觉腰膝酸软的人。

听力下降、耳鸣耳聋之人。

发枯发落、头发早白之人。

产后乳汁缺乏者。

患有便秘、痔疮的人。

关于黑芝麻的医用功效，晋代葛洪在《神仙传》中记载了这样一个故事："鲁女生服胡麻饵术，绝谷八十余年，甚少壮，日行三百里"，"服食胡麻，服至百日，能除一切痼疾，一年身面光泽不饥，二年白发返黑，三年齿落更生"。

胡麻就是黑芝麻。这个故事虽然对黑芝麻的功效有夸大之嫌，不足以全信，但无可否认，黑芝麻确实有"补五脏、益气力、长肌肉、填精髓、久服轻身不老"的功效。

古人吃黑芝麻很讲究，在古代医学典籍中有记载：黑芝麻，白发令黑，九蒸晒、枣肉丸服。意思是说把黑芝麻蒸过之后晒过，反复九次，再连同黑枣肉混合成药丸状服用，可令白发变黑。

除此之外，还有不少将黑芝麻用于滋补的验方，例如：

慢性便秘

芝麻 50 克，核桃仁 50 克，文火炒熟，捣碎加盐少许，当菜食用。

腰膝酸软

黑芝麻 50 克，莲子 100 克，猪肾 1 个（洗净切片），加姜，慢火炖 1~2 个小时，加盐调味。

头昏眼花

取黑芝麻、桑叶等量，研成细粉后加蜜糖适量调服。

失眠健忘

核桃仁、黑芝麻各等分，捣成糊，睡前取 15 克冲服。

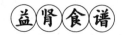

益肾食谱

黑芝麻粥

【材料】黑芝麻 15 克，粳米 50 克。

【做法】1.黑芝麻微炒，研成泥状。

2.粳米淘洗干净，加水煮沸，放入黑芝麻，转小火熬煮成粥即可。

【功效】滋补肝肾，养血生津，润肠通便，乌须黑发。适用于肝肾亏虚所致的腰膝酸软、头昏耳鸣、须发早白、慢性便秘等。

黑芝麻桑葚粥

【材料】粳米、桑葚各 40 克，黑芝麻 60 克，白糖适量。

【做法】1.桑葚洗净，与黑芝麻一起放入研磨机里，打成粉末。

2.粳米洗净，加适量清水，煮成稀粥，然后加入磨好的粉末，搅拌均匀，再稍煮片刻，最后加白糖即可。

【功效】温补肝肾，乌发益精，润肠祛燥。

※ 特别提示 ※

1.黑芝麻虽好，但食用也不宜过量，春夏两季每天半小匙，秋冬两季每天一大匙即可，否则过犹不及，还可能导致脱发。

2.患有慢性肠炎、便溏腹泻者忌食黑芝麻。

黑米最适合头晕目眩、贫血的人

黑米可用于头昏目眩、
贫血白发、腰膝酸软、
夜盲耳鸣等

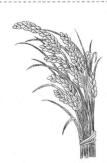

黑米是我国古老而名贵的水稻品种，自古就有"药米""贡米""寿米"的美誉。由于它特别适合孕妇、产妇作为补血之用，因而又有"月米""补血米"之称。

《本草纲目》中记载，黑米具有"滋阴补肾，健身暖胃，明目活血""清肝润肠""滑涩益精、补肺缓筋"等功效。用它入药，对头昏目眩、贫血白发、腰膝酸软、夜盲耳鸣等疗效甚佳。

黑米是一种药食兼用的大米，米质佳，口味很好，适合一般人群食用，尤其适合以下人群：

须发早白之人。

孕妇，产妇，月经不调的女性。

病后体虚，以及贫血之人。

头晕目眩、视物不清、夜间视力不佳者。

经常感觉腰膝酸软、腰痛的人。

中医有"逢黑必补"的说法，黑色食物入肾，所以黑米粥有很好的补肾作用。秋后黑米成熟时，人们常用黑米煮成稀饭，米汤色黑如墨，喝到口里有一股淡淡的药味，特别爽口合胃。黑米的吃法还有很多种，比如在煮黑米稀饭的时候，放入天麻、银耳、百合、冰糖一起煮，滋补效果很好，经常食用，可有效改善头晕目眩、贫血、腰膝酸软、四肢无力、失眠健忘等。

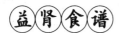 益肾食谱

黑米银耳大枣粥

【材料】黑米 100 克，银耳 10 克，红枣 5~6 枚，冰糖适量。

【做法】1.黑米淘洗干净，加水浸泡一晚；银耳泡发，去掉黄根，撕成小朵；红枣洗净，去核。

2.将黑米连同泡米水一起倒入锅中,加适量水,再放入银耳、红枣,一同熬粥，熟后加冰糖调味即可。

【功效】滋阴润燥，滋补脾肾。

三黑粥

【材料】黑米 50 克，黑豆 20 克，黑芝麻 15 克，核桃仁 15 克，红糖适量。

【做法】1.黑米、黑豆洗净，加水浸泡一晚。

2.将黑米、黑豆连同浸泡的水一起倒入锅中,加入适量水、黑芝麻、核桃仁共同熬粥，加红糖调味即可。

【功效】乌发润肤、美容养颜、补脑益智、补血补肾，适用于肝肾亏虚所致的须发早白、头昏目眩及贫血患者。

核桃，养肾健脑第一果

核桃有补肾、固精强腰、温肺定喘、润肠通便等功效

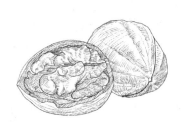

核桃是日常生活中人们经常吃的益智补脑之品，关于核桃为什么能益智补脑，有一种说法是说核桃像人的大脑，"以形补形"，所以能让人聪明，这种说法当然是不科学的。不过其益智补脑作用却是确信无疑的。

核桃之所以补脑，还要从其补肾的功效说起。核桃又称胡桃，其性平、温，味甘，入肾、肺、大肠经，具有补肾、固精强腰、温肺定喘、润肠通便等功效，常用于肝肾亏虚或肺部肠胃引起的腰腿酸软、筋骨疼痛、大便稀溏、小便增多、头发早白等症状。

中医认为，肾生髓，脑为髓之海。一个人肾精充足，大脑得到的滋养也就足够，就能头脑发达、精力充沛、记忆力变强。另外，人至中年，容易腰酸膝软、头晕眼花，可以用核桃煮水或煮粥进行食疗，能有效改善以上症状。

核桃是健康益智的坚果零食，一般人群都可食用，尤其适合以下人群：

记忆力减退，经常健忘，失眠、多梦，夜间容易惊醒的人。

老年人，处于生长发育期的少年儿童。

经常用脑的上班族。

肾虚便秘的人。

头晕眼花、视力减退者、须发早白者。

经常感觉腰痛、腿脚酸软、筋骨疼痛的人。

核桃属坚果类食物，生吃最方便，且不会破坏里面的营养，最适合脑力工作者。脑力工作者容易用脑过度，很耗心神，常食核桃可以健脑补脑，延缓衰老，润泽肌肤。

其实，在中医里，核桃也是很多药方中的"主角"，常用它来治疗肾、肺、大肠经疾病。例如：

阳痿

核桃仁50克，先以香油炸黄，再加入洗净切成段的韭菜翻炒，加食盐调味，佐餐随量食用。

咳喘

核桃仁1~2个，生姜1~2片，放入口中细嚼食，每天早晚各1次。

习惯性便秘

核桃仁60克，黑芝麻30克，共研末。每天早晚各1匙，温开水送服。长年便秘者，连续服用有效。

肾虚小便频数

核桃2~3个，置火灰中煨熟，取仁，睡前细细嚼之，黄酒适量送服，每天1次，连服7天。

肾虚耳鸣、遗精、腰痛

核桃仁2个，五味子7粒，枸杞子20粒，睡前细嚼，蜂蜜水送服，每晚1次。

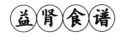 益肾食谱

核桃粥

【材料】核桃仁10个，粳米100克。

【做法】1.将粳米淘洗干净，核桃仁捣烂，加入适量水入锅煮。

2.先用大火烧沸后再转用小火煮至粥熟。

【功效】补肾益气，明目健脑。适用于肝肾亏虚所致的须发早白、头目眩晕、耳聋耳鸣等。

黑豆核桃乳

【功效】黑豆、核桃仁各500克，牛奶、蜂蜜各适量。

【做法】1.黑豆炒熟后磨成粉，核桃仁炒微焦去衣，待冷后捣如泥。

2.二者各取1匙，冲入加热后的牛奶，再加入蜂蜜调匀即可。

【功效】补肾润燥，润肠通便，润肺止咳。

※ 特别提示 ※

1.核桃含有较多脂肪，多食会影响消化，所以不宜一次吃得太多。

2.痰火喘咳、阴虚火旺、便溏腹泻的病人不宜食用核桃。

栗子是"肾之果"，体寒体弱的人可常吃

栗子有补肾气、强筋骨、
健脾止泻等功效

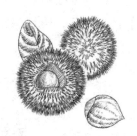

《黄帝内经·素问·藏气法时论》中说："五谷为养，五果为助，五畜为益，五菜为充，气味合而服之，以补精益气。"其中，"五果"指李、杏、枣、桃、栗。从五行理论来看，李属木，杏属火，枣属土，桃属金，栗属水。而肾为水脏，因此栗子与肾有着不解之缘。

栗子性温，味甘，入肾、脾、胃经，具有补肾气、强筋骨、健脾止泻等功效，适用于肾虚所致的腰膝酸软、小便频数，以及脾胃虚寒所致的泄泻等。

《本草求真》中说，（栗子）"入肾补气，凡人肾气亏损，而见腰脚软弱，并胃气不足，而见肠鸣泄泻，服此无不效"。《本草纲目》也曾指出，"栗治肾虚，腰腿无力，能通肾益气，厚肠胃也"。栗子也因为补肾作用甚佳，所以有"肾果"之称。

一般人群都可以食用栗子，以下人群尤其适合：

患有骨质疏松的中老年人。

慢性腹泻、习惯性便秘、小便频数者。

经常腰酸背痛、腿脚无力之人。

口腔溃疡患者。

体寒体弱者等。

看过《红楼梦》的人都知道，书中有12个美女，合称金陵十二钗，这十二钗中大部分人身体都不太好。黛玉自不必说了，从小体弱多病，3岁就开始吃药了；秦可卿早亡，王熙凤也没有活过30岁，薛宝钗常年吃"冷香丸"才能够控制咳嗽咳喘的毛病。但是有一个人却很特别，那就是史湘云。吃肉喝酒，在石头上睡觉，别人不敢的事她都敢做。足见她身体棒，胃口好。

史湘云为什么能这样呢？书里面提到，她很爱吃一种栗粉糕。栗粉糕的主要材料是栗子，中医认为，栗子可以补肾。在石头上睡觉是容易损伤肾气的，久坐湿地伤肾，史湘云敢在石头上面睡觉而身体无恙，应该说与补充肾气的栗粉糕有一定关系。

虽然小说中的描述不足可信，但事实上，栗子补肾的功用是经过验证的。《本草纲目》中就有记载："有人内寒，暴泄如注，食煨栗二三十枚顿愈。"

研究证实，中老年人由于前列腺问题经常会出现小便频数甚至淋漓不尽的问题，如果是肾气虚引起的，只要吃一些栗子，经过一段时间症状就会有所缓解。

栗子的吃法也很多，孙思邈在《千金方·食治》中说："生食之，治腰脚不遂。"《经验方》也指出："治肾虚腰脚无力，以袋盛生栗悬干，每旦吃十余颗，次吃猪肾粥助之，久必强健。"有一个故事，说的是唐宋八大家之一的苏辙，年纪大了出现腰背酸痛、腰膝酸软的症状。有一个老翁教给他一个方法——生吃栗子。结果一段时间后，他的病果然好了，苏辙因此还特意作了一首诗来记载这件事："老去自添腰腿病,山翁服栗旧传方。客来为说晨兴晚,三咽徐妆白玉浆。"
可见栗子生吃养肾功效很好。

不过,栗子含淀粉较多,生吃,脾胃不好的人是不容易消化的,
所以还是熟食为好。当然,熟食又易滞气,所以,一次不宜多食。

下面介绍几个利用栗子的简单食疗方。

老年肾亏、小便频繁

早晚各生食栗子2个。

腰腿无力

栗子10个,和猪肾、薏苡仁、大米熬煮成粥。

消化不良

栗子10个,白糖25克。栗子去皮,加水适量煮成糊膏,加入
白糖调味,每天2次。

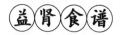

益肾食谱

栗子山药粥

【材料】山药50克,栗子8~10个,粳米150克,黑木耳少许,
盐适量。

【做法】1.栗子去壳,切成小粒备用;山药去皮,切小粒,放入
凉水中备用。

2.粳米洗净,倒入锅中,加入适量清水,大火烧开,倒入栗子
煮约15分钟,再倒入山药粒和少许黑木耳,继续煮至粳米和山药软烂,
加盐调味即可。

【功效】益气补肾、健脾,适用于脾虚泄泻、腰腿无力者。

栗子炖鸡

【材料】栗子15个，鸡翅中6个，青椒、红椒、西红柿各1个，植物油、盐、酱油、姜、蒜、葱各适量。

【做法】1.栗子去壳，剥皮备用；其余材料洗净。

2.青红椒切丝，生姜切丝，大蒜切大瓣，大葱切段，西红柿切小块；鸡翅放入开水中焯掉血水。

3.炒锅放油，烧热后，翻炒鸡翅直至变成金黄色，捞出备用。

4.炒锅洗净，重新放入少量的油，放入葱姜蒜爆香，加入鸡翅翻炒，倒入适量的酱油，放入西红柿丁，翻炒至西红柿软烂。

5.放入剥好的栗子，加入适量的清水，漫过全部食材即可，放入适量的盐，大火烧开后，转中火炖20分钟。

6.汤汁快烧尽的时候，放入青红椒丝，翻炒均匀，出锅即可。

【功效】温阳补肾，开胃健脾。

栗子好吃，但不容易去皮，有个很简单的去皮方法：将栗子放入开水中烫1分钟，然后拿出来放入冷水中浸1分钟，再剥，就能轻松把里外两层皮都剥下来。也可以将栗子切开一个小口，放入微波炉中，高火半分钟，也能轻松把里外两层皮都剥下来。

※ 特别提示 ※

1.栗子含淀粉较多，饭后吃容易摄入过多的热量，不利于保持体重。最好在两餐之间当零食，或做在饭菜里吃，而不要饭后大量吃。

2.栗子含有较多的淀粉，因此糖尿病患者不宜过多吃栗子。

山药健脾益肾，最适合遗精早泄的人

山药能补肺、健脾、补肾填精，适合脾胃虚弱、肾虚的人

山药是药食两用的佳品，中医把它称为"上品"之药。其性平，味甘，入脾、肺、肾经，具有补肺、健脾、补肾填精等功效。《本草纲目》中记载："（山药）益肾气，健脾胃。"《本草经读》中说："山药，能补肾填精，精足则阳强、目明、耳聪。凡上品之药，法宜久服，多则终身，少则数年，与五谷之养人相佐，以臻寿考。"可见其养生保健功效是很卓著的。特别是脾胃虚弱、肾虚的人可以将山药作为调补之物常食。

唐代食医孟诜曾说："山药利丈夫，助阴力。"对于男性来说，山药是很好的调养之物，无论是肾阴虚还是肾气不固所致的遗精、早泄，都可以用山药来调理。

一般人群都可以食用山药，以下人群尤其适合：

经常腹胀、消化不良、便秘的人。

遗精、早泄的男性。

月经不调的女性。

病后身体虚弱、长期腹泻者。

肾病患者。

山药是药中之食、食中之药。不仅可做成保健食品，而且具有调理疾病的药用价值。著名的中成药六味地黄丸、八味地黄丸、归芍地黄丸等，都少不了山药的身影。另外，《医学衷中参西录》中的玉液汤和滋培汤，也都有山药的参与。

玉液汤

生山药30克，生黄芪15克，知母、葛根、五味子、天花粉各10克，生鸡内金（捣细）6克。水煎服。可益气生津，固肾止渴。

滋培汤

生山药30克，白术9克（炒），广陈皮6克，牛蒡子6克（炒，捣），生杭芍9克，玄参9克，生赭石9克（轧细），炙甘草6克。水煎服。可补肾纳气，补虚疗损。

在古代，亦不乏以山药为主药的验方：

脾肾阳虚型腹泻

山药250克，莲子、芡实各120克，共研细粉。每次以2~3调匙，加白糖适量，蒸熟作点心吃。

肾虚遗精

山药、芡实、麦冬各15克，人参10克，五味子3克。水煎取汁。

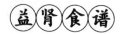

银耳山药莲杞羹

【材料】干银耳6克，鲜山药50克，枸杞子5克，冰糖适量。

【做法】1.银耳用清水浸泡发，去掉蒂头，撕小块。

2.银耳、莲子入锅，加入适量清水，大火煮开后转小火煮约30分钟以上，等银耳煮软后加入山药、枸杞子续煮3~5分钟，加入冰糖调味即成。

【功效】健脾补肾，益精明目，美容养颜。

山药鸡汤

【材料】土鸡1只，山药1根，葱段、姜片、枸杞子、盐、料酒各适量。

【做法】1.将土鸡处理干净，剁成块；山药洗净，去皮，切滚刀块，泡入清水中，防止变黑。

2.锅中倒入清水，放入姜片、鸡块，淋入适量料酒，焯水，待血水焯出后，将鸡块捞入凉水中洗净。

3.锅中再倒入清水，放入姜片、葱段，下入鸡块，大火煮开，改小火慢炖30分钟。

4.加入山药，继续炖20分钟后，加入枸杞子，放适量盐调味，最后用小火炖5分钟即可。

【功效】补肾益精，补虚强身。

韭菜又称"起阳草"，让人温暖又强壮

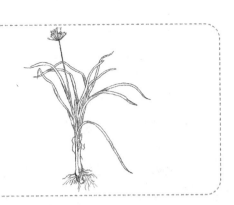

韭菜能温中下气、补肾益阳，性功能衰退者宜常食

　　韭菜是我国特有的蔬菜，它的叶、根、籽都可以作为药用。韭菜性温，味甘、辛，根、叶具有活血化瘀、止血、补中益气、通便等作用，韭菜籽具有壮阳固精、补肝暖肾、温暖腰膝等功效。

　　自古以来，韭菜就被视为补肾壮阳的佳品，也因此而得名"起阳草"。因其具有温中下气、补肾益阳的功效，对老年人性功能衰退，性器官萎缩而干燥阳冷，有温壮滋润的作用。

　　《本草拾遗》中说："韭温中下气，补虚，调和脏腑，令人能食，益阳"，"俗云韭叶是草钟乳，言其宜人……在菜中，此物最温而益人，可常食之"。中医习惯以韭菜治疗男性性功能低下。而且，韭菜温阳通窍的作用能使机体升温，并有助于头发的牢固，可用于治疗脱发。

　　韭菜可以炒、拌，做配料、做馅等，十分美味，适合一般人群食用，尤其适宜以下人群作为食补：

面色苍白、手脚冰凉、怕冷的人。

肾阳虚型便秘者。

宫寒导致月经不调的女性，以及产后乳汁不足的女性。

阳痿、性欲减退的男性等。

关于韭菜的使用，古代医学典籍中数不胜数，尤其是在补肾方面，韭菜的应用十分广泛。例如，《方脉正宗》中记载了治"阳虚肾冷，阳道不振，或腰膝冷疼，遗精梦泄"的方药，主角就是韭菜：

韭菜白八两，胡桃肉（去皮）二两。同脂麻油炒熟，日食之，服一月。（一两约等于50克）

胡桃肉也就是核桃仁。其实，在现代，韭菜和核桃可以说是"黄金搭档"，经常出现在补肾的食疗方中。当然，吃法也很多，可以加油、盐炒熟，也可以氽汤后做凉拌菜，补肾强精、润肠通便的效果都不错。

韭菜不仅用于补肾，它还是治疗呕吐、便秘、痔疮等的良药。在古代医书中，有不少关于韭菜的验方。例如：

反胃、呕吐

韭菜汁100克，牛奶1杯，生姜25克。混合均匀后温服。

白带清稀

韭菜根、白糖各50克，鸡蛋2个。将韭菜根与鸡蛋、白糖一起水煮，食蛋饮汤。

阳虚遗精

韭菜白200克，洗净切段，与核桃100克一起放入盘中，加香油、盐拌匀。每天1次。

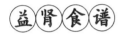 益肾食谱

韭菜粥

【材料】鲜韭菜50克，粳米100克，盐适量。

【做法】1.将鲜韭菜洗净，切细。

2.粳米淘洗干净，加水煮粥，待粥沸后，加入韭菜，加盐调味即可。

【功效】补肾助阳，固精止遗，健脾暖胃。

韭菜炒核桃仁

【材料】核桃仁50克，韭菜200克，盐适量。

【做法】1.核桃仁用开水浸泡去皮，沥干备用；韭菜择洗干净，切段。

2.油倒入炒锅，烧至七成热时，加入核桃仁，炸至焦黄，再加入韭菜、盐，翻炒至熟。

【功效】补肾助阳，温暖腰膝。适用于肾阳不足，腰膝冷痛。

※ 特别提示 ※

1.韭菜虽然对人体有很多好处，但也不是多多益善。《本草纲目》就曾记载："韭菜多食则神昏目暗，酒后尤忌。"建议每天韭菜的食用量控制在100~200克，最多不超过400克。

2.韭菜含有丰富的硫化物，但硫化物遇热易于挥发，因此烹调韭菜时需要急火快炒起锅，稍微加热过火，便会失去韭菜风味。

3.韭菜易引起上火，阴虚火旺者不宜多食；韭菜不易消化，胃肠虚弱的人不宜多食；患有眼科疾病的人不宜食用韭菜。

秋冬进补，吃羊肉胜过吃人参

羊肉可暖中补虚，开胃
健力，滋肾气，阳痿、
早泄、遗精、尿频者可
常食

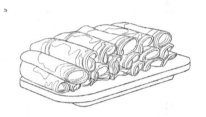

俗话说："冬吃羊肉赛人参，春夏秋食亦强身。"羊肉自古就是食疗佳品，尤其是冬季进补的必备之品，正如《随息居饮食谱》中所载："（羊肉）肥大而嫩，易熟不膻者良，秋冬尤美。"冬季天气寒冷，人体的阳气都藏于体内，四肢比较容易冰凉，气血循行也会不畅，此时特别需要进补一些性温的食物来增加阳气、抵御寒气。羊肉味甘而不腻，性温而不燥，而且具有补肾壮阳、暖中祛寒的功效，非常适合冬季时吃，既能抵御风寒，又可滋生肾阳，强壮身体。

关于羊肉的食疗功效，《本草纲目》中说："暖中补虚，开胃健力，滋肾气。"肾阳不足而出现性功能减退，如阳痿、早泄、遗精、尿频等的人，适量吃羊肉可有效改善以上症状。

羊肉跟猪肉一样，也是我们日常生活中常见的肉类食物之一，一般人群都可以食用，尤其适合以下人群：

经常手脚冰凉，冬天怕冷的人。

面色苍白，贫血者。

阳痿、遗精的男性。

月经不调、寒性痛经的女性。

腰膝酸软、腰痛者。

尿频、尿不净者。

羊肉不仅是一种食物，还能入药。在古代就有用羊肉来治病的验方，例如：

脾肾虚冷、小便频繁

羊肉200克，羊肺1具。切末，加入盐、豆豉煮成羊肉羹，空腹服用。

虚损羸瘦

羊肉200克，黄芪、人参、白茯苓各20克，红枣5枚，粳米100克。羊肉切末；黄芪、人参、白茯苓煎取药汁，与粳米、羊肉煮粥。空腹服用。

寒性痛经

当归15克，生姜25克，羊肉500克。煮汤服。

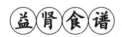

羊肉萝卜汤

【材料】羊肉500克，萝卜500克，草果两个（去皮），甘草3克，生姜5片，盐适量。

【做法】1.羊肉洗净，切块；萝卜洗净，切块。

2.羊肉入沸水锅中焯水，然后捞起洗净。

3.将所有材料放入锅中，加入适量清水，大火煮沸后转小火炖至羊肉熟烂，加盐调味即可。

【功效】补中益气，温补脾肾。适用于病后体虚、腰疼怕冷、食欲不振等。白萝卜性凉，能中和羊肉的燥性，避免吃羊肉易上火的问题，而且还能促进消化、加快肠胃蠕动。

当归生姜羊肉汤

【材料】羊肉 500 克，生姜 25 克，当归 15 克，胡椒粉 1 克，葱 1 根，料酒 20 毫升，盐适量。

【做法】1.当归、生姜用清水洗净，切成大片；羊肉去骨，剔去筋膜，入沸水焯去血水，捞出晾凉，切成条。

2.将羊肉、当归、生姜放入砂锅内，加水，大火煮沸后，撇去浮沫，改用小火炖至羊肉熟透，加盐调味即成。

【功效】温肾祛寒，补虚强身，行气活血。

※ 特别提示 ※

1.羊肉温热而助阳，一次不要吃得太多，最好同时吃些白菜等，以中和羊肉的热性。有发热、牙痛、口舌生疮等上火症状的人不宜食用。

2.许多人吃涮羊肉，都是在锅里放一下就好，这样肉质鲜嫩，但却不安全，因为羊肉中可能有细菌和寄生虫，在锅里轻烫一下，寄生虫是不会被杀死的，一定要把羊肉涮到熟透才好。

夏天出汗也伤肾，巧吃鳝鱼帮你补回来

鳝鱼能补中益气、养血
固脱、滋补肝肾，适合
肾虚遗精、盗汗等

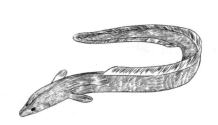

　　夏天气温高，人出汗多，肾中精气容易随着汗液一起流出体外而使人肾虚。此时，适当吃一些鳝鱼进补，可以为身体补充营养，有养肾补肾的作用。

　　鳝鱼又称黄鳝，民间素有"小暑黄鳝赛人参"的说法。鳝鱼刺少肉厚，味道鲜美，尤其是小暑前后的鳝鱼，品质最佳，可以说是盛夏很好的滋补品。

　　鳝鱼性温，味甘，入肝、脾、肾经，具有补中益气、养血固脱、温阳益脾、强精止血、滋补肝肾、祛风通络等功效。鳝鱼的营养价值也很高，含有丰富的DHA（俗称脑黄金）和卵磷脂，它们是构成人体各组织细胞膜的主要成分，也是脑细胞不可缺少的营养。中医里认为，肾主骨、生髓，脑为髓之海，鳝鱼补脑，在一定程度上也能补肾。肾虚引起的腰酸背痛、四肢酸痛、遗精、滑精、自汗、盗汗，以及体质较差的中老年人，都可用鳝鱼调补身体。

鳝鱼还是一味中药。可以说鳝鱼一身都是宝，其头、血、骨、肉、皮都可以入药。《本经逢原》中的"大力丸"，其中一味主药就是鳝鱼。根据原书记载，"大力丸"的制作方法大致是：酒蒸大鳝鱼，取肉捣烂，然后与数味名贵中药（为末）做成丸。"大力丸"有强健筋骨、增进力气的作用。

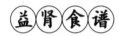 **益肾食谱**

豉椒鳝鱼

【材料】鳝鱼2条，青椒1个，尖椒半个，葱、姜、蒜、豆豉、盐、白糖、胡椒粉、水淀粉、料酒、生抽各适量。

【做法】1.鳝鱼宰杀，去头、骨，洗净，切段，加料酒、胡椒粉、盐拌匀腌渍片刻。

2.青椒、尖椒去蒂、籽，切菱形块；蒜洗净，切片；葱洗净，切小段；姜洗净，切片。

3.锅加油烧热，倒入鳝鱼段煸炒出香味，盛出备用。

4.锅内留底油，放入蒜片、葱段、姜片煸炒出香味，倒入豆豉炒出香味，再倒入鳝鱼段，加少许水翻炒均匀，倒入青椒片、尖椒片，加白糖、盐、生抽翻炒均匀，用水淀粉勾芡即可。

【功效】温中散寒，温阳补肾，补虚疗损，健脾益胃。

韭菜炒鳝鱼

【**材料**】鳝鱼2条（约400克），韭菜150克，蒜、姜、盐适量。

【**做法**】1.鳝鱼清理后切片；韭菜清洗干净，切段；蒜瓣去皮，切蓉；姜洗净，切末。

2.锅加油烧热，下蒜蓉、姜末爆香，放入鳝鱼片翻炒几下，倒入韭菜段后略炒，再加盐调味即可。

【**功效**】补肾壮阳，适用于肾阳虚引起的腰膝冷痛、手脚冰凉、阳痿、月经量少等。

※ 特别提示 ※

1.鳝鱼性质偏温，肾阴虚症见口干咽燥、大便秘结、尿少而黄赤者不宜多吃；外感发热、感冒期间也不宜吃鳝鱼。

2.不要购买死鳝鱼，因为鳝鱼的蛋白质构成中含有很多组氨酸，鳝鱼死后蛋白质结构会迅速分解，细菌会乘虚而入，组氨酸可转化成有毒的组胺，食用后可出现头晕、头痛、心慌、胸闷等不适。

常吃泥鳅的人，不缺"性趣"

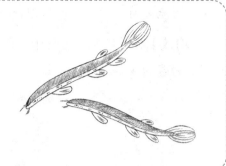

泥鳅可补益脾肾、利水消肿、解毒，适用于肾虚遗精、水肿者

现代人工作、生活压力大，经常熬夜，无法保证充足的休息，身体常处于亚健康状态，精神不振，对很多事情也是提不起兴趣，性生活质量也低下。

虽然性欲下降跟精神压力、休息不足有关，其实根源在于肾。《黄帝内经》里说，肾藏精，精舍志，人的精神活动也受肾的"支配"；休息不足也就意味着人的身体在不断地消耗肾中精气。所以，性欲减退的人，调补应从肾上下功夫。

生活中不乏补肾的食物，泥鳅就是不错的选择。民间有"天上斑鸠，地上泥鳅"的说法，这句话传达了两个意思，一是泥鳅的味道和肉质十分鲜美；二是泥鳅的营养价值、药用价值都很高。在中医里，泥鳅不仅是食物，而且还是一味常用的药物。中医认为，泥鳅性平，味甘，入脾、肝、肾经，具有补益脾肾、利水消肿、解毒等功效，脾肾亏虚、热病口渴、盗汗、水肿、小便不利、阳痿、早泄等都可用泥鳅来改善。

从现代营养学的角度来看，泥鳅补肾主要体现在以下方面：

一是泥鳅中含有特有的氨基酸，这种氨基酸可以促进精子的形成，男性经常吃泥鳅，可养肾生精，调节性功能。

二是泥鳅含有矿物质钙、磷，经常食用可以强健骨骼，而肾主骨，骨骼的健康与肾相关，骨骼强健了对肾功能的正常有益。

三是泥鳅中含有丰富的营养，尤其是所含的不饱和脂肪酸可预防衰老，而肾中精气盛衰是决定人衰老进程的根本因素。由此可见，不论是因心理压力而性趣缺乏，还是因为年纪渐增、肾中精气渐衰而导致的性欲减退，都可用泥鳅作为食疗之用。

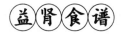

黑豆泥鳅汤

【材料】泥鳅 250 克，黑豆 80 克，黑芝麻 15 克，枸杞子适量，鸡精、盐少许。

【做法】1.黑豆、黑芝麻洗净备用；泥鳅放冷水锅内，加盖，加热烫死，捞出，洗净，沥干水分后下油锅煎黄，铲起备用。

2.把黑豆放入砂锅内，加清水适量，大火煮沸后，再用小火续炖至黑豆将熟时，放入泥鳅、黑芝麻、枸杞子，煮至黑豆熟烂，最后加入盐、鸡精调味即成。

【功效】滋阴补肾，乌发明目。

泥鳅山药汤

【材料】泥鳅 2 条，山药 100 克，豆腐 250 克，生姜、料酒、盐各适量。

【做法】1.泥鳅宰杀，去内脏，洗净，沥干水分；山药洗净，切条；豆腐切小块。

2.泥鳅放入烧热的油锅中，煎至微黄时，放生姜、料酒，用小火煲 10 分钟。

3.山药条放入开水中汆烫，与豆腐块一同放入鱼锅中，加足量的清水，煮 30 分钟后，下盐调味，搅匀即可。

【功效】滋补脾肾，健脾开胃。

泥鳅刚买回来不要立即烹调，应先放入盆内，加适量清水，然后滴少许食用油，大约 1 个小时会将泥沙吐尽，此时再换水清洗，宰杀后再烹调。

泥鳅买回来后如果不能立即食用，可先将其用清水漂一下，然后放在装有少量水的塑料袋中，扎紧口，放在冰箱中冷冻，泥鳅长时间不会死掉，只是呈"冬眠"状态。要烹调时，取出泥鳅，倒在一个冷水盆内，待冰块化冻时，泥鳅便会复活。

※ 特别提示 ※

1.脾胃虚寒、腹泻、感冒发热者不宜多吃泥鳅，患有湿疹、皮炎等皮肤病的人不宜食用泥鳅。

2.泥鳅死后可滋生大量致病微生物，因此不宜食用死泥鳅。

家里有这些中药，补肾就够了

虽然中药的药性普通人难以掌握的，不过一些药食两用的中药使用起来还是比较安全的，家里常备一些，煲汤、煮粥时放一点，就能起到滋补养肾的功效。

同为补肾药，有的中药滋阴补肾，而有的中药温肾补阳，所以使用的时候一定要根据症状选对药，才能发挥应有的补肾效果。

枸杞子泡水，长寿的人都在用

枸杞子可滋补肝肾，益
精养血，明目消翳，润
肺止咳

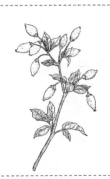

枸杞子"秀外慧中"，不仅拥有鲜红的"外衣"，而且滋补效果很好，所以很多人对枸杞子的偏爱远远胜过其他补药。《本草纲目》中记载，枸杞子"久服坚筋骨，轻身不老，耐寒暑。补精气不足，养颜，肌肤变白，明目安神，令人长寿"。春养肝，冬补肾，都少不了枸杞子的身影。中医里也常用枸杞子治疗肝肾阴亏、腰膝酸软、头晕目眩、健忘、遗精等。

⊙ 枸杞子泡水泡酒有奇效

枸杞子的吃法很多，可以用来炖汤、煮粥，或者炒菜的时候加上那么一小把。还有一种最简单的吃法，就是用来泡水或泡酒喝。

枸杞子泡水的方法：将枸杞子放进茶杯里，冲进开水泡10分钟左右即可。或者是将枸杞子洗净，加水煎15~20分钟，然后代茶饮用。经常熬夜的人，在晚上准备熬夜的时候，不妨给自己准备一杯枸杞茶，可滋补肝肾、养血明目，减缓眼部疲劳。也可以搭配菊花一起泡茶，明目的效果更好。

枸杞子泡酒的方法：将枸杞子洗净，晾干后捣烂，用干净的纱布包好，然后放入酒中浸泡，加盖密封 14 天即成。适量饮酒可促进气血循环、激发肾气，但建议每天服用白酒不要超过 25 毫升。

⊙ 不同季节，如何用枸杞子补肾

枸杞子一年四季都可以服用，可以单独用来泡茶，也可以搭配其他食物做成药膳，或者搭配其他药物一起治病养生。《黄帝内经》强调顺时养生，不同的季节，服用枸杞子的方法也有所不同。例如：春天需要升发阳气，可将枸杞子与黄芪等性温味甘的药物搭配煎汤或泡茶，有助于激发肾阳；盛夏炎热，可用枸杞子搭配菊花、金银花、绿茶一起泡茶饮用，可清火祛暑，减少肾精的消耗；秋天燥邪当令，容易耗损肾阴，可用枸杞子搭配雪梨、川贝、百合、玉竹等滋阴润燥之品，以滋补肾阴；冬季天气寒冷，是养藏的季节，可用枸杞子搭配羊肉、肉苁蓉、巴戟天等温补之品，以温补肾阳、御寒保暖。

⊙ 性欲减退，枸杞子来帮忙

古代民间流传着一句话："离家千里，勿食枸杞。"意思是枸杞子具有兴奋性功能的作用，已婚成年男性如果长期出差在外或远游，夫妻分居日久的话，而又多食枸杞子，会增强性欲，引起性兴奋，而又无处发泄，就容易出性方面的问题。由此可见，枸杞子是补肾益精的理想选择。每天干嚼 20 克左右的枸杞子，长期坚持，可以起到很好的补肾作用，对增强性功能，提高生殖能力有良效。

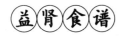

枸杞核桃粥

【材料】粳米100克，枸杞子20克，核桃仁20克，白糖适量。

【做法】1.枸杞子去杂质，用温水泡软；核桃仁和粳米洗净。

2.将粳米放入锅内，加入适量清水，置大火上煮沸，放入枸杞子、核桃仁，再用小火煮至粥熟，加入白糖调味即可。

【功效】滋阴补肾，润肠通便，明目。

枸杞羊肾粥

【材料】枸杞子15克，羊肾1个，羊肉60克，粳米100克，葱白2根，盐适量。

【做法】1.羊肾洗净，切碎；羊肉洗净，切末；葱洗净，切末。

2.粳米淘洗干净入锅，加羊肾、羊肉煮粥，加入枸杞子煮5分钟，然后加葱末、盐调味即可。

【功效】益肾填精，适用于肾虚引起的耳鸣、耳聋等。

※ **特别提示** ※

1.枸杞子虽好，但也不宜过量服用。一般来说，健康成年人每天吃20克左右的枸杞子比较合适，最多不宜超过30克。

2.枸杞子能够起到很好的温补身体的作用，但是在感冒的时候，或者是身体出现炎症，以及拉肚子的时候最好不要服用。

常吃莲子，摆脱遗精滑泄的烦恼

莲子能益肾涩精、养心安神，适用于肾虚遗精、带下、月经不调、失眠等

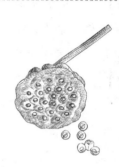

　　古人素来仰慕莲之高洁，谓其"出淤泥而不染，濯清涟而不妖"，"只可远观而不可亵玩焉"。不过，与人们对莲花的敬羡相比，莲子的形象要"亲民"得多了，它早就以食品和药品的双重身份走入寻常百姓家。

　　莲子性平，味甘、涩，入脾、肾、心经，具有补脾止泻、止带、益肾涩精、养心安神等作用，与脾、肾、心经有关的病症，如脾肾阳虚导致的泄泻、水肿、食欲不振，心肾不交引起的失眠，以及肾虚所致的遗精、滑精、带下、月经不调等，都可以用莲子作为食疗进行调理。

　　莲子最突出的功效莫过于固精止遗，《玉楸药解》就有记载："莲子……固涩之性，最宜滑泄之家，遗精便溏，极有良效。"研究发现，莲子中含有的莲子碱有平抑性欲的作用，对于青年人梦多、遗精频繁或滑精者，经常服食莲子有良好的止遗涩精作用。在《太平惠民和剂局方》中就收录了以莲子为主药、用以治疗遗精的药方——清心莲子饮。

清心莲子饮

莲子肉（去心）、白茯苓、黄芪（蜜炙）、人参各23克，黄芩、麦冬（去心）、地骨皮、车前子、炙甘草、柴胡各15克。将上述药物锉散。用麦冬10粒，加3碗水煎取2碗水，去药渣，然后取9克药散放入麦冬药汁中搅匀，空腹服用。

这首清心莲子饮具有清心利湿、益气养阴的作用，常用于治疗肾气不足、心火妄动所致的遗精、带下，以及肺肾亏虚引起的手脚无力、口干舌燥、五心烦热等。

如果觉得这个清心莲子饮组成过于复杂，也可以变换药。可选用莲子50克、银耳50克、山药15克、白糖适量，将莲子洗净，山药切薄片，银耳泡发，然后一起放入砂锅中，加适量水，大火煮沸后转小火炖2~3个小时，加白糖调味。莲子养心补肾，山药滋补脾肾，银耳滋阴生津，搭配使用，可起到滋肾阴、清心润燥的作用。《本草备要》中说："大便燥者勿服。" 所以便秘的人要少吃莲子。

除此之外，还有很多以莲子为主药的药方，例如：

久痢不止

老莲子100克（去心），为末。每次取5克，用米汤送服。

小便白浊、梦遗泄精

莲肉、益智仁、龙骨（五色者）各等分，上为细末。每次取10克，用米汤空腹送服。

莲子中间有绿色的胚芽，这就是莲子心。莲子心味苦，所以很多人在吃莲子的时候，都会把心去掉。其实，吃莲子的时候不去心更补肾，因为莲子心具有敛液止汗、清心安神、止血固精等功效。常用莲子心泡茶喝，可以清心火、止遗精，对心肾不交、阴虚火旺所致的遗精有效。当下,男性承受的压力很大,失眠、精神衰弱非常普遍,经常用莲子心泡茶喝,还可清心安神,改善失眠症状。不过,莲子心性寒且味苦,脾胃较弱的人不可多食。

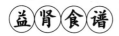

核桃芝麻莲子粥

【材料】核桃仁、黑芝麻各30克,莲子15克,粳米150克,冰糖适量。

【做法】1.莲子洗净,用清水泡软。

2.粳米淘洗干净,倒入锅中,加黑芝麻、核桃仁、莲子,注入适量清水,熬煮成粥。

【功效】固肾益精,养身安神,健脑益智。

银耳莲子汤

【材料】水发银耳5克,鲜莲子30克,料酒、盐、白糖、鸡汤各适量。

【做法】1.把发好的银耳放入一大碗内,加鸡汤蒸透取出;鲜莲子剥去青皮和内层嫩白皮,切去两头,摘去心,用沸水氽烫后,用开水泡起来。

2.锅内加鸡汤烧开,加入料酒、盐、白糖,将银耳、莲子装入碗中,注入鸡汤即成。

【功效】滋阴补肾,补益脾胃,清肺益气。

桑葚滋补肝肾，能让头发黑又亮

桑葚能滋补肝肾、养血益精，改善白发现象

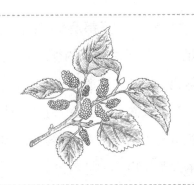

桑葚，我们并不陌生，是我们常吃的一种水果，不仅酸甜可口、生津开胃，而且具有补肝益肾、养血益精、生津润燥、乌发、润肠通便等多种功效。中医里常用来治疗肝肾不足和血虚精亏所致的头晕目眩、腰酸耳鸣、须发早白、失眠多梦、津伤口渴、消渴、肠燥便秘等。

中医认为肾之华在发，头发是人体肾气是否充盈的外在体现，如果人体肝肾亏虚，肾气不足，或肝血消耗过多，就容易出现须发早白、脱发、落发的情况。《滇南本草》中提到："（桑葚）益肾脏而固精，久服黑发明目。"桑葚具有滋补肝肾的作用，经常食用可养血益精，改善白发现象。从现代医学角度来看，桑葚乌发的作用还跟它的颜色有关——桑葚属于黑色食物，含有丰富的乌发素，而乌发素能使头发变得黑而亮泽。

桑葚最常见的吃法就是吃鲜果，中医里则一般用桑葚干品。我们可以用桑葚来泡茶，方法很简单：

桑葚茶

桑葚（干）5克，枸杞子10粒左右。放入杯中，冲入开水，加盖闷泡5~10分钟即可。

桑葚、枸杞子都是补益肝肾的佳品，用来泡茶饮用，可改善肝血不足、肾气虚衰所致的须发早白、掉发，腰膝酸软、面色苍白或萎黄等也可以常饮这道茶。

对于女性月经量少、月经周期延长的，也可以用桑葚、红枣适量，水煎取汁后服用。桑葚养血益精，红枣补气养血，对上述症状有良好的改善作用。

以下几个方子也适合居家调理使用：

自汗、盗汗

桑葚10克，五味子10克。水煎服，每天2次。

须发早白、眼目昏花、遗精

桑葚子30克，枸杞子18克。水煎服，每天1次。或桑葚30克，首乌30克。水煎服，每天1次。

脱发

鲜桑葚100克，洗净后与茯苓粉20克、糯米100克，加水适量煮成粥。佐餐食用，长期坚持才有效。

阴虚潮热、干咳少痰

鲜桑葚30克，地骨皮15克，冰糖15克。水煎服，每天早晚各1次。

失眠健忘

桑葚 30 克，酸枣仁 15 克。水煎服，晚上睡前服用。

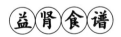

桑葚糯米粥

【材料】新鲜桑葚、糯米各 60 克，冰糖适量。

【做法】将新鲜桑葚洗净后，与糯米一同入锅同煮成粥，待煮熟后加入冰糖即可。

【功效】滋阴补肾，养肝补血，适用于身体羸弱、烦热、贫血眩晕等。

桑葚百合饮

【材料】鲜桑葚 100 克，鲜百合 50 克。

【做法】桑葚、百合洗净。水煎服。每天 1 次。

【功效】滋阴补肾，养心安神。适用于失眠烦热。

肉桂，让身体的火旺起来，不再怕冷

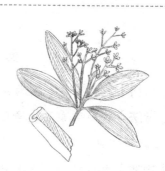

肉桂大补命门之火，适用于肾虚畏寒怕冷、腰膝冷痛、阳痿遗精者

　　肾阳具有温煦、推动的作用，可帮助人体保持合适的体温，使脏腑运行正常而不觉得寒冷。可以说肾阳其实就是身体里的"太阳"，如果肾阳亏虚，人就得不到足够的"阳光"，就会变得怕冷、四肢冰凉、腰疼膝冷、大便稀溏、小便频数清长、舌质淡嫩、舌苔白。要想改变这种情况，就得温补肾阳，肉桂就是温肾的良药。

　　肉桂性大热，味辛、甘，入肾、心、脾、肝经。中医认为，肉桂为纯阳之品，入肾经而大补命门之火，入脾经则温中散寒，入心、肝两经则散血中寒邪。因此，肉桂常用于治疗命门火衰、肾阳亏虚、脾胃虚弱、寒凝血瘀等，阳痿、痛经、腰膝冷痛、肾虚咳喘、腹部冷痛、四肢冰凉、畏寒怕冷等人都可以用肉桂进行调补。

　　使用肉桂有一个比较简单的方法，就是去药店买肉桂的时候，请药店帮忙打成粉。煮粥或炖汤的时候，适当加一些肉桂粉，就能起到温煦脾肾的功效。也可以自己做，先将肉桂除去杂质，刮去粗皮，捣成小碎块，然后再用搅拌机打成粉，贮存于干燥的玻璃瓶中，加盖密封。每天取一小茶匙肉桂粉，用温开水冲服，就能改善肾阳虚各种症状。

人体肾阳不足会影响到气血的运行，使气血流动变慢，时间久了就容易导致气血瘀滞。女性如果出现这种情况，来月经的时候就容易腰痛、腹痛。对于这种情况，可以用肉桂搭配黄芪、红枣、红糖、益母草等行气补血、活血祛瘀之品一起服用，以运化气血，鼓舞阳气的生长。

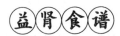

益肾食谱

肉桂羊肉汤

【材料】肉桂10克，羊肉250克，姜、料酒、盐适量。

【做法】1.羊肉洗净，切块，冷水下锅，煮尽血水，捞起冲净。

2.将羊肉、肉桂、姜一起放入砂锅中，倒入料酒，大火煮沸后转小火炖3个小时，加盐调味即可。

【功效】温肾补阳，暖脾胃。

肉桂粥

【材料】肉桂粉1勺，粳米100克。

【做法】粳米洗净，放入锅中，加入适量清水，大火煮沸后加入肉桂粉，转小火熬至粥成。

【功效】温肾阳，御严寒。

名医小课堂

肉桂和桂皮不是同一物

很多人都以为做菜调味用的桂皮就是肉桂，其实两者不是一回事儿。肉桂是樟科植物肉桂树的干皮，桂皮是同科同属植物阴香的干皮，虽然它们在外形上非常相似，但是它们的功效却差得非常远。桂皮一般并不做药物使用。

※ 特别提示 ※

由于肉桂味辛性热，极易伤阴助火，一定要根据自己的体质使用，最好在中医药师指导下辨证使用，并注意不宜过量或长期服用，一天摄入量最多不要超过 4 克。

内热上火、痰热咳嗽、风热感冒、有出血倾向者，及孕妇不宜服用肉桂，以免引发新的疾病或加重病情。

肾虚腰痛，不妨试试杜仲

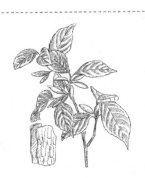

杜仲能补肾气、强壮
筋骨，改善腰痛、腿
脚无力等

明代医家缪希雍说："杜仲主腰脊痛，益精气，坚筋骨，脚中酸痛。盖腰为肾之府，动摇不能，肾将惫矣。杜仲补其不足，益肾故也。"从这段话中，可以得到两个信息：一是肾与骨骼健康息息相关，肾气不足的人容易腰痛、腿脚酸软无力；二是杜仲具有补肾益精、强壮筋骨的作用，对腰痛、腿脚无力有良效。

杜仲性温，味甘，入肝、肾经，《本草纲目》中记载其"能入肝补肾，补中益精气，坚筋骨，强志，治肾虚腰痛，久服，轻身耐老"。随着年纪的增长，中老年人的肾气逐渐衰微，容易出现腰痛、腿脚无力的情况，这时可服用杜仲来补肾气、强壮筋骨。杜仲除了能补肾益精，还能改善精神不振、容易疲劳、小便不尽等。

肾的作用可分为肾阴、肾阳两方面，两者相互依存，相互制约，维持人体阴阳气血的动态平衡。当阴阳平衡遭到破坏后，就会出现肾虚表现。如肾阳虚表现为腰膝酸冷、畏寒、肢冷、小便清长、性欲减退、男性阳痿早泄、女性宫寒不孕等；肾阴虚则表现为腰膝酸软、头晕耳鸣、失眠健忘、男性遗精早泄、女性经少经闭等。

那么，杜仲是补肾阴还是肾阳呢？杜仲性质平和，不论是补肾阳还是补肾阴，只要配伍得当，都可以使用杜仲。例如，肾阳虚的人，可用杜仲煲猪腰，以温补肾阳为主；肾阴虚的人，可用杜仲配伍石斛、枸杞子、女贞子等补阴虚的药材；肾气虚的人则可加入黄芪、党参、山药等补中益气的药材。

服用杜仲，一种是使用杜仲皮煎汤服用，或者是用杜仲汤药炖肉；一种是将杜仲直接与肉类一起加水炖制；还有一种服用方法，就是将杜仲用来泡茶饮用。

杜仲红茶

杜仲12克，红茶3克。将杜仲切碎，与茶叶一同入茶杯内用沸水冲泡10分钟，即可饮服。

杜仲补肾益精、强壮筋骨，红茶温中益气，泡茶有补肝肾、强筋骨等功效，用于肾肝阳虚引起的腰膝酸痛、阳痿早泄、尿频、尿急等。

也可以用杜仲泡酒后饮用，补肾阳、强筋骨的效果十分显著。

杜仲酒

取杜仲50克，丹参10克，川芎25克，高度白酒1000毫升。将杜仲、丹参、川芎这三味中药装入纱布袋扎口，放入酒坛中，倒入白酒，加盖密封20天，取出药袋，过滤后取澄清的酒液饮用。

每天饮用20~25毫升，可补肝益肾，活血通络，对老年人肝肾虚亏所致的腰背酸楚、脚膝无力、四肢麻木等症有效。

腰痛

用川木香5克，八角茴香15克，杜仲（炒去丝）15克。水煎服。

筋脉挛急、腰膝无力

杜仲（炙）75克，川芎50克，附子（炮裂，去皮、脐）25克，加生姜、红枣。水煎服。（附子有毒，使用时需咨询医生）

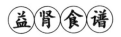

猪腰炖杜仲

【材料】杜仲25克，猪腰1个，盐适量。

【做法】将猪腰处理干净，改刀切块，再与杜仲一起放入碗中，加入适量盐，放入锅中隔水炖1小时左右。喝汤食猪腰。

【功效】补肾壮阳，适用于腰酸背痛、四肢乏力、性欲减退、阳痿、遗精、滑泄、四肢冰凉等。

山药杜仲粥

【材料】新鲜山药90克，杜仲6克，苎麻根15克，糯米80克。

【做法】1.将山药去皮，洗净，切丁；糯米淘洗干净。

2.将杜仲与苎麻根用纱布包好，与糯米一起倒入锅中，并放入山药丁，倒入适量清水，大火煮开后改用小火煮粥即可。

【功效】补益肝肾、养血安神。适用于肝肾不足所致的失眠多梦、烦躁不安、月经不调。

何首乌补肾气，让你白发变黑发

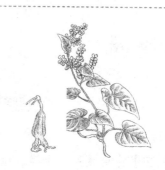

何首乌能养血益肝、固精
益肾、健筋骨、乌须发

《黄帝内经》里说，肾其华在发。头发的颜色与肾中精气盛衰有着极大的关系，肾中精气充盛则头发乌黑茂密，肾中精气衰微则头发变白。人上了岁数，肾气不足，就容易生白发。很多人为了使自己看起来更年轻一些，不断使用染发剂。这种方法只能治标而不治本，而且，染发剂长期使用也会给身体带来一定的毒害。想要头发变黑，补肾才是根本。

说到补肾、乌发，就不得不提何首乌，何首乌也叫做夜交藤，据说是每到半夜，何首乌的茎就如同藤一样柔软，两根茎会自然相交于一体，到了白天，又自然分开，因而得名。何首乌性温，味苦、甘、涩，入肝、心、肾经。根据《本草纲目》记载，何首乌"养血益肝，固精益肾，健筋骨，为滋补良药"，"可止心痛，益血气，黑髭发，悦颜色"。经常服用何首乌，可以使人肝血足、肾精充盈，使人看起来面色红润、容光焕发、头发乌黑亮丽。须发早白、面色苍白或萎黄、视物昏花、腰膝酸软、关节疼痛、精神不振、遗精、滑泄等肾虚的人，都可以用何首乌来调补。

用制首乌搭配黑芝麻、蜂蜜熬成膏，每天服食，可以起到很好的补肾益精、补益气血、乌发亮发的功效。

首乌蜂蜜膏

制首乌100克，黑芝麻50克，蜂蜜50克。将制首乌洗净，放于锅内蒸半小时，使其变软，取出，再放入砂锅内，加适量水煎1小时，何首乌的汁溶于水中；将芝麻炒熟，放于盛有何首乌的砂锅内煮10分钟，然后关火，放凉后再放入蜂蜜搅匀即可。

也可以用制首乌、黑芝麻各150克，一起炒干研碎，用蜂蜜水调服。每次取15克，1天1次，连服半月，补肾黑发效果也很好。

煮粥的时候，加入一些制首乌粉，或者用制首乌水煎取汁后加粳米炖粥，空腹服用，养肾效果都不错。另外，炖鸡汤、肉汤的时候，也可以加入几片制首乌。

制首乌可以单独服用，也可以搭配其他食物、药物服用。例如，制首乌与山药一起打成粉，每天坚持服用10克左右，可补肾强身，缓解肾虚所致的腰膝酸软、手脚冰凉、怕冷、面色萎黄等。

自汗、盗汗

制首乌粉适量，加水调成糊，敷肚脐。

腰膝疼痛

制首乌、怀牛膝各500克。用酒浸泡7天后取出，晒干，捣烂，加红枣泥合成黄豆大的丸子，每天取30~50丸，空腹温酒送服。

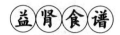

何首乌乌鸡汤

【材料】乌鸡1只，黑豆200克，红枣5枚，薏米80克，制首乌20克，枸杞子15克，姜20克，料酒、盐各适量。

【做法】1.制首乌洗干净，用水泡一个晚上；黑豆洗净，控干水分；姜洗净，切片；红枣洗净，去核。

2.乌鸡洗干净，切块，锅中烧开水，将乌鸡块下锅焯水，捞出用凉水冲洗干净。

3.将所有材料放入砂锅中，加入适量水，倒入料酒，大火煮沸后转小火炖2个小时，加盐调味即可。

【功效】补肾益精，乌发养颜。

红枣首乌黑发粥

【材料】制首乌20克，红枣5~6枚，粳米150克，黑豆、小米、黑米各适量，冰糖少许。

【做法】1.制首乌水煎取汁；红枣洗净，去核；粳米淘洗干净；黑豆洗净；小米、黑米淘洗干净。

2.将红枣、粳米、黑豆、小米、黑米一起放入锅中，注入制首乌药汁和适量清水，中火煮成粥，加冰糖调味即可。

【功效】养肝补血，益肾抗老。适用于肝肾不足、阴血亏损、头晕耳鸣、头发早白、贫血、神经衰弱等。

鹿茸温肾健骨，腰膝酸痛的人常含服

鹿茸能壮肾阳、补气血、强筋骨，适用于腰膝冷痛、阳痿遗精、宫寒痛经者

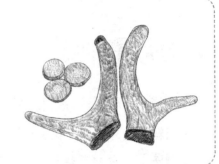

鹿茸是雄鹿的嫩角没有长成硬骨时，带茸毛、含血液的幼角。中医认为，鹿茸是雄鹿督脉阳气、精血所化生，为血肉有情之品，能直入肾经，有壮肾阳、补气血、益精髓、强筋骨等功效，可以用于治疗肾阳虚衰、精血不足引发的四肢冰凉、畏寒怕冷、腰膝冷痛、筋骨痿软，男性阳痿、遗精、滑精，女性宫寒痛经、不孕等。

鹿茸最常用的方法，就是研成细末后服用，或者在炖肉汤的时候加几片鹿茸，也可以在煮粥的时候加一些鹿茸粉。觉得腰膝酸软、浑身无力、血虚眩晕，喝鹿茸汤或者吃鹿茸粥都能很快恢复元气。

也可以用干鹿茸100克，放入1000毫升酒精度数50的白酒中浸泡14天，然后每天饮用一小杯，可起到很好的温肾效果。

还有更简单的方法，就是取1~2片鹿茸片直接放入口中，让唾液使之徐徐溶化，慢慢咽下溶有鹿茸的唾液，最后再将余渣嚼碎吞下。这样比研粉吞食要方便得多，且有效成分的吸收率也更高。

眩晕、视物昏花

鹿茸 25 克。水煎服。

阳痿

鹿茸 25 克，淮山药 50 克。用纱布包好，放入酒精度数 50 左右的白酒中浸泡 7 天。每天取一小杯酒饮用。

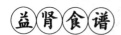

益肾食谱

鹿茸粥

【材料】鹿茸 6 克，盐少许，粳米 80 克。

【做法】1. 将鹿茸烘干，研成细粉；粳米淘洗干净。

2. 将粳米放入锅中，加入适量水，大火煮沸后转小火煮至粥成，加入鹿茸粉、盐，搅拌均匀即成。

【功效】温肾补阳，适用于肾阳亏虚、腰膝冷痛、寒性腹痛、虚寒痛经、宫寒不孕、带下、阳痿、遗精、滑泄等。

鹿茸黄芪仙茅鸡肉汤

【材料】鹿茸 10 克，黄芪、仙茅、淫羊藿各 12 克，鸡肉 150 克，姜片、盐各适量。

【做法】鸡肉去皮，开水汆去油脂；鹿茸、黄芪、仙茅、淫羊藿洗净。所有材料放入瓦煲内，加入适量水，小火炖 2~3 小时，加入盐调味即可。

【功效】温肾壮阳，强壮筋骨，增加抵抗力。

需要注意的是，鹿茸为大补之品，服用时应从小剂量开始，缓缓增加，不宜一次性服用很大的剂量，以免伤阴动血。阴虚内热、肝阳上亢者，最好不要服用鹿茸，否则会加重上火的程度，出现口干咽痛、烦躁、大便干结等燥热的现象。

在服用鹿茸之前，要咨询医生看自己是否可以服用，因为鹿茸所含激素类物质容易刺激胃肠道黏膜，引起胃肠道反应，使人出现上腹疼痛、恶心、出冷汗等症状，严重时可引起上消化道出血。

鹿茸还可引起过敏、面色苍白、心慌、气短、胸闷、大汗淋漓等不适。当出现上述不适时，要立即就医。

名医小课堂

鹿角胶和鹿角霜

鹿茸虽然补肾益精效果显著，但价格昂贵，不够"亲民"，因而生活中常用鹿角胶和鹿角霜来替代。鹿角胶为鹿科动物梅花鹿或马鹿的角经煎熬而成的胶块，有补血益精的功效。鹿角霜为鹿角熬制鹿角胶后所剩下的骨渣，性味咸温，有补虚助阳的作用。中医认为，鹿角胶、鹿角霜的性味功用与鹿茸相近，一般精血不足而可耐受腻补的，多用鹿角胶；肾阳虚且不耐受滋腻补的人，则用鹿角霜。

肾虚遗精、盗汗，首选金樱子

金樱子可补肾固精缩尿
止泻，用于盗汗、遗尿、
月经不调等

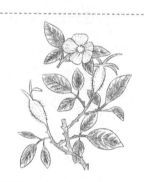

中医里有"冬不藏精，春必病温"的说法，意思是冬季气温低，寒邪最易中伤肾阳，所以要抵御寒邪，首先就要养肾，否则到来年春天，会因肾亏而影响机体的免疫力，容易生病。精、气、神是人最重要的生命动力，尤以精为基础，所以冬天要"藏"好精，避免精气的外泄，此时可用金樱子。

金樱子是一种极为常见的植物，冬至前后，在田间地头可以看到不少红色果实，有不少人称其为山石榴，其实就是金樱子。金樱子虽然平凡，但却有着很高的药用价值，其性平、温，入肾、大肠经，具有固精涩肠、缩尿止泻等功效，适用于遗精、滑精、早泄、遗尿、尿频、脾虚泻痢、肺虚咳喘、盗汗、自汗、月经不调、白带增多等。

金樱子一般煎汤服用。居家调养最常用的服用方法是与肉类、鱼类等炖汤、熬粥。将金樱子捣烂后做成膏，可补肾固精，适用于肾虚所致遗精、遗尿、白带过多等。也可以用金樱子泡酒。

金樱子酒

金樱子 500 克，党参 50 克，续断 50 克，淫羊藿 50 克，蛇床子 50 克，高度白酒 5000 毫升。将所有药材放入酒中浸泡 2 周后饮用，每天 15~20 毫升，可起到很好的温肾固精作用。

金樱子治疗遗精、早泄、盗汗功效比较显著，下面推荐几首方子：

梦遗滑精

金樱子 1500 克，捣碎后煎煮 3 次，每次煎 30 分钟，去渣，加适量蜂蜜煎煮成膏。每天睡前取 1 勺，冲服。

早泄

金樱子 50 克，去毛去核后放入碗中，放入 100 克冰糖，注入适量清水，隔水蒸 50 分钟后食用。

盗汗

金樱子 60 克，猪瘦肉 100 克，加水炖熟，睡前喝汤吃肉，连服 3~4 天。

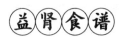

金樱子粥

【材料】金樱子 30 克，粳米 100 克，白糖适量。

【做法】1.金樱子洗净，用水煎煮 20 分钟，去渣留汁。

2.粳米淘洗干净，放入锅中，注入金樱子药汁，如果药汁少则要加水，大火煮沸后转小火熬成粥，加白糖调味即可。

【功效】固精涩肠、强身益髓、养气补血。

女贞子调理"无形之水"，治阴虚发热

女贞子可滋补肝肾，改善
头晕目眩、须发早白、视
物昏花、阴虚发热等

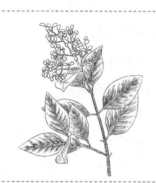

《本草纲目》记载，女贞子性凉，味甘、苦，入肝、肾经，可"强阴，健腰膝，明目"。适当服用女贞子，可滋补肝肾，改善头晕目眩、须发早白、视物昏花、阴虚发热等症。

女贞子对于女性最大的作用就是调理女性的"无形之水"。《景岳全书》中说："元阴者，即无形之水，以长以立，天癸是也。" "无形之水"相当于"天癸"，是由肾精产生的，决定着女性成长、月经来临、生育功能健全、衰老等的基础物质。女贞子入肝、肾经，可专补元阴，也就是肝肾之阴；女贞子还可补肾精，能让头发变黑，眼睛明亮。

用女贞子养肾阴、补肾精，最简单的吃法为：女贞子适量，加工成细粉，每次取 7~8 克，温水送服，每天早饭后、临睡前各服一次。

还可以用女贞子泡酒饮用，方法为：女贞子 1000 克，用米酒1000 毫升浸泡 15 天，每天睡前取 10~15 毫升饮用，可有效改善肝肾阴虚所致的失眠、神经衰弱等。

日常生活中，一般用女贞子炖汤，或者熬粥，或是搭配其他药物，以调养疾病。例如搭配旱莲草，主治肝肾阴虚、腰膝酸软、眩晕耳鸣；配伍生地黄、龟甲、地骨皮、花粉等，主治阴虚内热、头昏心烦、潮热、遗精、盗汗等。

需要注意的是，女贞子的特点在于药性较平和，作用缓慢，要长期服用才能见效。

顽固性失眠

女贞子30克，酸枣仁15克，五味子5克。水煎服。

头晕眼花

女贞子15克，黑芝麻、桑葚子、草决明各10克。水煎，早晚空腹温服。

腰痛遗精

女贞子、金樱子、芡实各15克，旱莲草12克。水煎服。

须发早白

女贞子、制首乌各12克，桑葚15克，旱莲草10克。水煎服。

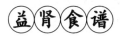

益肾食谱

女贞参枣粥

【材料】女贞子10克，西洋参5克，红枣5~6枚，小米150克。

【做法】1.女贞子、西洋参冲净杂质；红枣洗净，去核。

2.女贞子、西洋参或太子参水煎取汁。

3.小米淘洗干净，倒入砂锅中，注入药汁，放入红枣，小火熬煮成粥。

【功效】滋阴补肾，益气养肝。

熟地黄肝肾同补，养出精气神

熟地黄能滋阴补血、益精
生髓，改善人体精气神

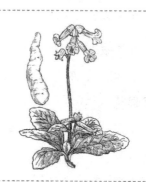

　　地黄是中医里经常使用的药材，其根据加工方法，主要分为 3 种：一是鲜地黄。刚挖出来的新鲜地黄，或将刚挖出的地黄埋入湿沙中保存者，都称"鲜地黄"。鲜地黄性寒，味苦、甘，有清热生津、凉血止血的功效，适用于高热烦渴及血热炽盛而致的吐血、衄血、皮肤出血等热盛疾病。二是生地黄，即将鲜地黄晒干后的成品。其性寒，味甘、苦，具有清热凉血、养阴生津的功效。三是熟地黄，熟地黄由生地黄加黄酒蒸制后晒干而成。

　　熟地黄简称熟地，其性微温，味甘，入肝、肾经，具有滋阴补血、益精生髓等功效。精血是人体内最根本的物质基础，精血充足则肝肾功能正常，机体表现出强健的功能状态，我们说某个人精气神很足，其实就是这个人的肝肾功能很好。反之，如果人体精血不足则会出现头晕目眩、腰膝酸软、耳聋耳鸣、须发早白、未老先衰、性功能减退等症。精血不足的人可用熟地黄来改善上述症状。

熟地黄最常见的用法就是加水煎取药汁，用药汁加粳米煮粥，或者是用熟地黄泡茶：

1. 熟地黄 20 克、山萸肉 10 克、红糖少许，水煎，代茶饮用。

2. 熟地黄 5 克，枸杞子 10 粒，注入开水，加盖闷泡 10~15 分钟即成。

3. 熟地黄 20 克，制首乌、枸杞子各 15 克，用水煎煮 2 次，药液合并，分早晚 2 次服用。

另外，熟地黄与不同的药物配伍，补益效果也不一样。例如，与党参、酸枣仁、茯苓配伍，可治失眠、心悸、健忘；与山茱萸、丹皮等配伍，适用于肾阴不足引起的各种病症；与龟板、知母、黄柏等同用，可改善肾阴不足所致的内热症状等。

遗精

熟地黄 15 克。水煎 30 分钟，取汁，1 天分 2~3 次温服。

面色苍白、头晕目眩

熟地黄 15 克，当归、白术各 10 克，茯苓、白芍药各 8 克，川芎、炙甘草各 5 克，人参 3 克，生姜 6 克，大枣 5 枚。水煎 30 分钟，取汁。每天 1 剂，分 2 次服。

须发早白

熟地黄 10 克，人参 5 克，茯苓 5 克，蜂蜜少许。将熟地黄、人参、茯苓水煎取汁，加蜂蜜调味后服用。

月经不调

熟地黄 20 克，当归、白芍各 10 克，川芎 5 克。水煎服。

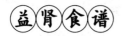

地黄乌鸡汤

【材料】乌鸡1只，猪肉100克，姜20克，葱段5克，熟地黄10克，红枣10颗，盐、料酒各适量。

【做法】1.将熟地黄浸泡5小时后取出切成薄片；红枣洗净，沥干水分；猪肉洗净，切片。

2.乌鸡处理干净，切成小块，用热水汆烫去除血水。

3.锅中加适量水，放入乌鸡块、猪肉片、地黄片、红枣、姜、葱、料酒，转小火煮1小时，加入盐调味即可。

【功效】滋补肾阴，养血益精。

红参熟地补气汤

【材料】红参15克，熟地黄20克，黄芪、山茱萸各10克，乌鸡块500克，猪瘦肉片150克，盐少许。

【做法】1.猪瘦肉片焯水，捞出过凉备用。

2.红参洗净；熟地黄、黄芪、山茱萸分别洗净，用清水浸泡10分钟。

3.把所有材料都放进汤锅中，加入2500毫升水，先用大火煮开，再转小火煲2小时，加盐调味即可。

【功效】补气养血，补肾纳气，益精。

山茱萸阴虚阳虚都能补，让你远离腰痛、耳鸣

山茱萸肾阴肾阳双补，可改善头晕耳鸣、虚热、腰膝酸软、小便不利等

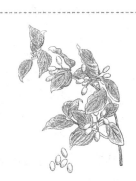

中医里面有一首著名的六味地黄丸，其药物组成有三补三泻，其中一补就是山茱萸。山茱萸是山茱萸科落叶小乔木山茱萸的成熟果肉，用药时挤去内皮，只剩果肉，所以又叫枣皮、山萸肉。

在众多的补肾中药之中，山茱萸很特别，它既能补肾阴，又能补肾阳，是一味药性和缓的阴阳双补的妙药。肝肾阴虚引起的腰膝酸软、头晕耳鸣、手足心热、骨蒸潮热、虚汗不止等症状，肾阳不足导致的腰膝酸软、小便不利，甚至水肿等，都可以用山茱萸进行调补。

如今的生活节奏过快，人们整天处于忙碌当中，过大的压力和缺乏运动等不良的生活习惯，再加上日常的久坐不动，让我们的腰承受着巨大的负担。"腰为肾之府"，肾不好的人通常腰也不好，可出现酸痛的现象。不论是肾阳虚还是肾阴虚，都可导致腰部酸痛的情况。不少人分不清自己的腰痛是肾阴虚导致的，还是肾阳虚引起的，这时可以用山茱萸来调补。

　　肾虚的人还容易出现耳鸣，因为肾开窍于耳，心气直通于耳，胆经上通于耳，肝胆互为表里关系，所以肝肾的功能会影响到耳朵。人如果脾气暴躁、肝火较旺，再加上肾阴不足无以涵养肝木，可使肝阳上亢而扰乱清窍，出现耳鸣的症状。对于这种情况引起的耳鸣，就可以使用兼顾调肝火、补肾阴双重功效的山茱萸。

　　以下是几种常用的居家调养方：

腰痛

山茱萸、牛膝各50克，肉桂15克。为散，每次取10克，饭前温酒调服。

耳鸣

山茱萸20克，枸杞子10克，女贞子12克。水煎服。

体虚多汗

山茱萸、党参各15克，五味子9克。水煎服，每天1剂。

自汗、盗汗

山茱萸、防风、黄芪各9克。水煎服。

阳痿遗精

山茱萸、补骨脂、菟丝子、金樱子各12克，当归9克。水煎服，每天1剂。

遗尿

山茱萸、覆盆子、茯苓各9克，附子3克，熟地黄12克。水煎服。

尿失禁

山茱萸9克，五味子6克，益智仁6克。水煎服。

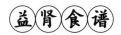

山茱萸粥

【材料】山茱萸 15 克，粳米 60 克，白糖适量。

【做法】先将山茱萸洗净，去核，与粳米同入砂锅中，加适量水煮粥，待粥将熟时，加入白糖，稍煮即成。

【功效】补益肝肾，涩精敛汗。适用于肝肾不足之头晕目眩、耳鸣腰酸、遗精、遗尿、虚汗不止、肾虚带下、小便频数等。

山茱萸核桃乌鸡汤

【材料】山茱萸 15 克，核桃仁 50 克，红枣 4 枚，乌鸡 1 只，生姜、盐各适量。

【做法】1.乌鸡处理干净，入沸水中焯去血水，捞起冲净；生姜洗净，切片；红枣洗净，去核。

2.将所有材料放入锅中，加入适量水，大火煮沸后转小火炖 2 个小时，加盐调味即可。

【功效】益气补肾，养肝血，润肠燥。

五味子泡水喝，摆脱自汗、盗汗

五味子能补肾固精、宁心安神，用于盗汗、尿频、尿失禁、早泄等

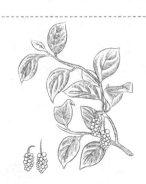

一种中药一般只有一两种药味，而五味子则与众不同，它兼具辛、甘、酸、苦、咸五种味。五味入五脏，也就意味着五味子能对五脏——心、肝、脾、肺及肾发挥平衡作用。

五味子具有补肾固精、收敛固涩、益气生津、宁心安神等功效。《神农本草经》中将五味子列为上品，其性温不燥，收敛固涩、滋肾养阴的效果显著，因而中医里常用五味子滋肾生津，治疗盗汗、烦渴、尿频、尿失禁、早泄等。

五味子最常见的用法就是用来泡水或泡酒饮用。

五味子茶

五味子5克，放入杯中，注入开水，加盖焖泡15~20分钟后代茶饮用。此茶可补肾益精、振奋精神、抗疲劳、促进气血运行。

五味子酒

五味子 50 克，白酒 500 毫升。将五味子洗净，装入玻璃瓶中，加入酒浸泡，瓶口密封，浸泡期间，每天振摇 1 次，泡 15 天即可。每天睡前取 10~15 毫升饮用，有安神助眠、滋补五脏的作用。

也可以用五味子配伍相应药物，水煎取汁，然后代茶饮用。肾阳虚的人可搭配杜仲、旱莲草等药物以温肾助阳；肝血虚的人可加入红枣、黄芪、桂圆等滋补气血之物；阴虚内热的人可以加入熟地黄、西洋参等滋补肾阴的药物等。

将五味子研成粉末，煮粥的时候加入少许，可补肾益肝、润泽五脏、延缓衰老，对于遗精、滑精、盗汗、失眠等有缓解作用。还可以在炖肉类煮汤时加入五味子，例如五味子乌鸡汤、五味子羊肉汤等，滋补效果很好。

咳喘

茯苓 12 克，甘草、干姜各 9 克，细辛、五味子各 5 克。水煎温服。

自汗、盗汗

五味子 5 克，西洋参 3 克，红枣 10 枚（去核）。水煎去渣，加红糖调味。

肾虚久泻不止

五味子 60 克，山茱萸 15 克。研末，每次取 6 克，米汤送服，每天 3 次。

失眠、神经衰弱

五味子、女贞子各 60 克，制首乌 30 克，放入白酒 1500 毫升中浸泡 7 天。每天服 20 毫升。

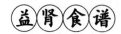

五味子炖仔鸡

【材料】仔鸡1只,香菇5朵,五味子9克,料酒、葱、姜、盐各适量。

【做法】1.五味子洗净;仔鸡洗净,切块;香菇水发后切两半;姜拍松,葱切段。

2.锅置于火上,加少许油加热,下入葱、姜爆香,倒入鸡块炒至变色,加入料酒、盐、清水或高汤、五味子、香菇,用中火烧沸,再用小火炖30分钟即成。

【功效】滋补五脏,行气活血,强筋壮骨,强阴益精。

五味子核桃粥

【材料】五味子10克,粳米100克,核桃仁5个。

【做法】1.核桃仁碾碎;五味子洗净。

2.粳米淘洗干净,放入锅中,放入五味子,注入适量清水,大火煮沸后转小火炖至粥熟,加入核桃仁搅匀即可。

【功效】养肝,补肾,固精。

锁阳，锁住阳气，让你冬天不怕冷

锁阳能补肾益精、润肠通便，用于肾虚精亏、腰膝痿软、阳痿滑精、肠燥便秘等

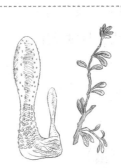

锁阳是一种既能解渴充饥，又可入药治病的野生植物，《本草纲目》称其"锁住阳气，长盛不衰"，因此而得名"锁阳"，又因能"长盛不衰"而得名"不老药"。锁阳性温，味甘，入肝、肾、大肠经，具有补肾阳、益精血、润肠通便等功效，常用于肾阳不足、精血亏虚、腰膝痿软、阳痿滑精、肠燥便秘等。

锁阳因其温补肾阳、固精养血的功效而备受历代医家的青睐，民间也很早就有采挖锁阳的习俗。锁阳的用法有很多，或鲜吃，或去皮切片晾干，泡茶泡酒、入药入汤。由于锁阳保健功效神奇，流传有"三九三的锁阳赛人参"的民谣。

进入冬天之后，天气寒冷，人体和大自然一样，进入"养藏"的状态，这时适当吃锁阳，有助于将阳气"锁"住而不外泄。女性体质天生属阴，容易出现手脚冰凉的情况，其实这是肾阳不足的表现，用锁阳搭配肉类炖汤食用，可以起到很好的补阳、暖身效果。

肾阳虚的人可酌情选用以下方子对症调养：

阳痿、遗精

锁阳5克，红茶3克。水煎服。或锁阳、枸杞子各10克，甘草5克。水煎服。

腰膝软弱

锁阳20克，桑螵蛸、白茯苓各10克，龙骨5克。水煎服。

神疲乏力、性欲低下

锁阳、肉苁蓉片、枸杞子、胡桃仁各15克，菟丝子10克，淫羊藿5克。水煎服。

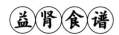
益肾食谱

锁阳羊肉汤

【材料】锁阳20克，羊肉500克，生姜、香菇、盐各适量。

【做法】1.羊肉洗净，切块，入沸水中余汤，去除血水，捞起冲净；香菇洗净，切丝；生姜洗净，切丝。

2.将羊肉、锁阳、生姜、香菇一起放入锅中，大火煮沸后转小火炖至羊肉熟软，加盐调味即可。

【功效】补肾，暖身，适用于各种阳虚证。

※ 特别提示 ※

锁阳性温，长期服用可耗损阴津，造成阴虚火旺而发生便秘，因而阴虚火旺、脾虚泄泻，以及实热便秘者不宜服用锁阳。

养肾无须花钱，
经络穴位就是特效药

经络是人体运行全身气血、联络脏腑肢节、沟通上下内外的大街小巷，《黄帝内经》说它们能"决死生，处百病"，犹如人体自带的特效药。

利用经络穴位，配合按摩、艾灸、敷贴等手法，不花一分钱，就能轻轻松松养好肾。

常揉肾经，肾气足，少生病

足少阴之脉，起于小指之下，邪走足心，出于然谷之下，循内踝之后，别入跟中……贯脊属肾，络膀胱。

——《黄帝内经·灵枢·经脉》

刺激经络是养生保健的一种重要方式。经络联络表里，就像是身体健康的遥控器，通过对体表经络的刺激，就能对脏腑起到调理作用。

肾经是十二经络之一，全称是足少阴肾经。起于脚趾下，终于舌根部，内属于肾，故肾经与肾功能的强弱有着千丝万缕的联系。只要适当地刺激肾经及其穴位，就可以达到养肾强肾的效果。可以说，肾经就是我们随身携带、随时能用的养肾方。

很多人记不住或者找不准穴位，那也没关系，这里我推荐给大家一种简单的刺激经络的方法，叫做揉经络，就是顺着经络的大致走向按揉，揉的过程中实际上就对穴位起到了刺激作用。这种方法不受环境与场地限制，简便易学，省时，而且行之有效，防病治病都可以。

对于养肾来说，揉肾经是比较简单的方法，肾经位于下肢内侧和胸腹部，按揉起来也比较方便。

揉肾经时我们可以把肾经分为两段，分别来揉，即胸腹部和下肢部。

　　胸腹部一段可用三指（食指、中指、无名指）并拢从上往下按揉。从俞府穴到步廊穴，可宁心安神，缓解郁闷、胸闷、咳嗽等问题。从幽门穴到肓俞穴可排出腹中浊气、调节肠胃功能的。从肓俞穴往下推到横骨穴，能防治生殖系统方面的疾病。

　　下肢内侧一段，可手握空拳，沿着经络从上往上下滚揉，重点穴位可用拇指加力按揉，以感到穴位处酸胀为宜。

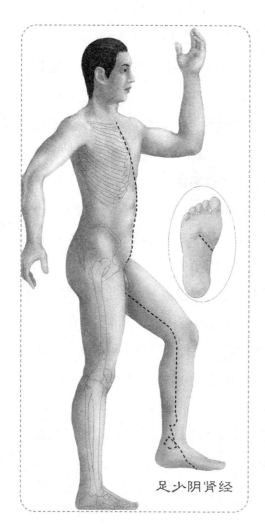

足少阴肾经

　　揉经络想要起到好的效果，还需要注意一个时间问题，也就是什么时候揉。中医上把十二经络与十二时辰相对应，认为每个时辰有一条经络当令，也就是这条经络在此时段经气最旺。肾经经气旺在酉时，即傍晚5~7点，所以此时当为按揉肾经的最佳时间。

　　上班的人酉时正值下班高峰，揉肾经不太现实，在下班路上，无论是行走还是乘车，都可以多做十趾抓地的动作，以刺激涌泉穴，达到保健目的。

经常刺激涌泉穴，让肾气源源不断

肾出于涌泉，涌泉者足心也，为井木。

——《黄帝内经·灵枢·本输》

足少阴肾经起于足底，其首穴就是涌泉穴。《黄帝内经》上说："肾出于涌泉，涌泉者足心也，为井木。"意思是指肾经之气如源泉之水，从脚底涌出，灌溉全身各处。所以涌泉穴对养肾有着至关重要的意义。经常刺激涌泉穴有补肾、疏肝、明目、颐养五脏六腑的作用。

涌泉穴的位置很好找，它位于足前部凹陷处，第2、第3趾趾缝纹头端与足跟连线的前1/3处。

取穴的时候，可将脚卷起来，足前部会出现一个凹陷处，这个凹陷最深的地方就是涌泉穴。

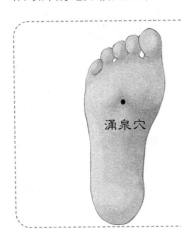

涌泉穴

涌泉穴

在足前部凹陷处，第2、第3趾趾缝纹头端与足跟连线的前1/3处

⊙ 按摩涌泉能打通肾经

刺激涌泉穴时，先把大拇指的指甲剪平，然后用力点按。或者双手拇指从足跟向足尖方向涌泉穴处，作前后反复的推搓。如果感到涌泉穴处很痛，那就要每天按摩。一定要坚持，因为补肾是需要用一辈子来完成的任务，肾气强壮就不会衰老。一般来说，每天按摩 3 分钟，坚持 1 个月，就会发现脚底有弹性了，再按的时候就不会凹陷下去。

如果坚持按了一段时间还是总痛，说明气血在流经肾经的其他穴位时，中途被堵塞住了，这时，我们要先在肾经上找其他的痛点按，依次把这些堵塞的地方按通了，然后再去按涌泉穴，就会逐渐不痛了。

有的人脚心总发热，属于肝火过旺，但受到了抑制，火气没有宣泄出去，而肾阴又不足，所以就会脚心发热。这时，需要向肾要点水，来浇灭体内的火。最简单的方式就是揉涌泉穴，坚持几天，脚心发热的问题就会缓解。

⊙ 艾灸涌泉，可消除寒证

涌泉穴可以治疗足寒。如果你身上怕冷，脚心老是冰凉，而且按的时候凹陷不起，这时候最好用艾灸法。用艾条悬提灸涌泉穴 15 分钟，至涌泉穴有热感上行为度。每天 1 次。

除了补肾，涌泉穴的作用还非常多。可以治呃逆（打嗝不止）、虚寒性呕吐、耳鸣、耳聋等。其实这些问题归根结底也都是肾经不通、肾气不足造成的。

治病小验方

高血压

取吴茱萸 100 克研细末。每次用药适量，加米醋调成糊状，温水泡脚后，贴敷于双脚涌泉穴，覆盖纱布，固定胶布，两天一换，1 个月为 1 疗程。足心皮肤有破损及局部皮肤有病变者不宜贴敷。

太溪穴激活先天之本，给肾脏添活力

阴中之太阴，肾也，其原出于太溪。

——《黄帝内经·灵枢·九针十二原》

肾是人的先天之本，人体的元阴和元阳都来源于它，所以肾是人体元气之源。太溪穴是肾经的原穴，原穴能够激发、调动身体的原动力，因而太溪穴也被认为是汇聚肾经元气的"长江"。中医里称太溪穴为"回阳九穴之一"，古代医家常用这个穴位"补肾气、断生死"。所以太溪穴对养肾有非常重要的意义，经常刺激太溪穴可起到滋阴益肾、壮阳强腰的作用。

太溪穴位于内踝尖与跟腱之间的凹陷中。取穴的时候，用拇指由足内踝尖向后推至与跟腱之间的凹陷处，大约相当于内踝尖与跟腱之间的中点，按压有酸胀感，这里就是太溪穴。

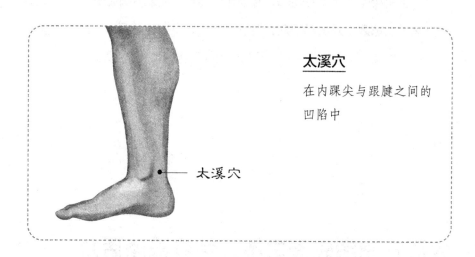

太溪穴

在内踝尖与跟腱之间的凹陷中

太溪穴

⊙ 经常按摩太溪穴为肾脏添活力

《会元针灸学》中记载："太溪者，山之谷通于溪，溪通于川。肾藏志而喜静，出太深之溪，以养其大志，故名太溪。"也就是说，肾经的水液在这个穴位形成较大的溪水，以源源不断地滋养人体。所以说，要想滋阴补肾，修复先天之本，让肾脏更加有活力，就必须激活肾经，而这个"突破口"就是太溪穴。

按摩太溪穴的方法很简单：每天早晚，盘腿坐在床上，全身放松，用左手拇指指腹按压右腿的太溪穴，按压的时候力度由轻渐重，当有酸胀感时先按顺时针方向按揉 20 次，然后再按逆时针方向按揉 20次。用同样的方法按摩左腿的太溪穴。

有的人按摩太溪穴的时候，没有反应，不觉得疼，而且一按穴位就凹陷下去。这时，可以稍微加大一点儿力度，把它揉到酸痛，这样才能起到效果。有的人一按就痛，痛就是有瘀血的表现，瘀血停在那里不动了，造成局部不通，"不通则痛"。这时要每天坚持按摩，把肾经的气血引过去，形成"溪水"，把瘀血冲散，自然就不痛了。

按摩太溪穴没有时间限制，只要方便，都可以按摩。有肾脏疾病的人经常按摩太溪穴，有助于身体的康复。健康的人经常按摩太溪穴，能起到养肾护肾的作用。

建议按摩太溪穴的同时，也可以配合按摩涌泉穴。每条经络上的穴位就像多米诺骨牌一样，牵一发而动全身，通过按摩这个穴位，让它再牵动、影响别的穴位，最后整条经络都通了。按摩太溪穴，准备好充足的气血之后，再打通涌泉穴，就能使肾经上的精气被源源不断地激发起来。

⊙ 手脚冰凉、身体怕冷，艾灸太溪穴"取暖"

太溪穴是肾经原穴，也是人体"回阳九穴"之一。"回阳"指的是使人体阳气复苏，太溪穴是人体阳气汇聚的一个重要之地，因而它也能治疗肾阳虚导致的各种病症。人体肾阳不足，不能温煦身体，人就会怕冷，出现手脚冰凉的情况。对于这种情况，最好的解决办法就是每天艾灸太溪穴。

艾本身就具有温中散寒的作用，将其点燃后，在距离穴位 2~3 厘米的地方进行熏烤，能促进足部的气血运行，激活人体阳气，使身体变暖。每天艾灸太溪穴的时间不宜太长，一般 15 分钟左右即可。切忌盲目艾灸，更不能一有闲暇就艾灸穴位。

照海穴滋肾阴，有虚火的时候要常按

照海穴最早见于《针灸甲乙经》。"照"，意为照射；"海"，指大水的意思。"照海"就是指肾经经水在此大量蒸发。孙思邈在《千金要方》里称照海穴为"漏阴"，意思是说，如果这个穴位出了问题，人的肾水减少了，会造成肾阴亏虚，引起虚火上升。所以经常刺激照海穴，具有滋肾清热、通调三焦的功效，中医里常用它来缓解胸闷、嗓子干痛、声音嘶哑、慢性咽炎、肩周炎、腰膝酸软、失眠等。阴虚火旺的人刺激照海穴，可以滋补肾阴，缓解热证。

照海穴也是肾经上的重要穴位，位于足内侧，内踝尖下 1 寸，内踝下缘边际凹陷中。取穴的时候取坐位，在足内侧由内踝尖垂直向下推至下缘凹陷处，按压有酸胀感，就是穴位的所在之处。（具体位置见第 185 页）

⊙ 按揉照海穴缓解嗓子痛

如果你感觉胸闷不舒服、嗓子干痛难耐、声音嘶哑发不出声，甚至得了慢性咽炎的时候，都可以按揉照海穴。照海穴属足少阴肾经，是八脉要穴之一，通阴跷脉，而阴跷主人一身的水液，交汇于照海穴，既滋肾清热，又通调三焦。所以按揉照海穴可激发肾中精气，引水

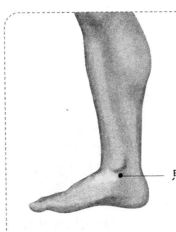

照海穴

在足内侧，内踝尖下
1寸，内踝下缘边际
凹陷中

照海穴

液上行，滋润喉咙，虚火得到肾水的滋润则下行，胸口闷、嗓子疼就自然"水到病除"。

点揉照海穴的方法很简单：先用自己的左手食指指腹点按右脚照海穴3分钟，力度由轻渐重，然后顺时针按揉穴位3分钟，再逆时针按揉穴位2分钟。用同样的方法按揉左脚照海穴。

按揉照海穴的时候，最好闭口不说话，当感觉嘴里有津液出现，就咽下去。中医里强调炼津化精，津液升发多了，人体的肾精自然就充盈。

需要注意的是，按揉照海穴时，以感到按压处酸、麻、胀就可以了，不要为了尽快收到效果而太用力，也不可以因为怕疼而不使劲，那样也是起不到按摩效果的。按摩照海穴的时间不宜太长，每天1次，每次不要超过10分钟。另外，如果嗓子已经溃烂，发炎比较严重时，要及时就医，以免耽误病情。

肾经经水汇聚于照海穴，并在此大量蒸发，水属阴，所以艾灸照海穴可以补一身之阴。将艾条点燃，在距离穴位2~3厘米的地方熏烤。

每天 1 次，每次 10 分钟左右。

⊙ 月经不调，照海配肾俞、关元、三阴交

照海穴不但主治咽喉肿痛，配肾俞穴（见第 46 页）、关元穴（见第 98 页）、三阴交穴（见第 50 页），还可以主治月经不调。《黄帝内经·素问·上古天真论》中说："二七，天癸至，任脉通，太冲脉盛，月事以时下，故有子。"天癸是肾分泌的一种类似于激素的精微物质。如果肾气不足，天癸不至，则月经也不会到来，更不能正常受孕。肾藏精，精血同源，月经又以精血为基础，所以女性肾阴亏虚时可出现月经量少而色暗淡的情况。此时，可用照海穴配伍肾俞穴、关元穴、三阴交穴来滋补肾阴、调理月经。就是每天分别按摩上述穴位 3~5 分钟，长期坚持，可起到很好的效果。

大钟穴，肾气不足时会很痛

足少阴之别，名曰大钟，当踝后绕跟，别走太阳。

——《黄帝内经·灵枢·经脉》

"大"，巨大的意思；"钟"，古代指的是编钟，一种乐器，其声音浑厚洪亮。肾经经水在此如瀑布从高处落下来，声如洪钟，因

此得名"大钟穴"。

大钟穴是肾经的络穴，中医里有"一络通两经"的说法，意思是络穴不仅能治本经病，也能治相表里的经脉的病证，因而大钟穴不仅能治疗因肾虚所致的月经不调、腰脊强痛、足跟痛、气喘、咯血等症，而且还能治疗膀胱经的遗尿、尿失禁等问题。另外，肾经通着喉咙，所以大钟穴也有治喉咙疾病，如声音嘶哑、咽喉发炎、慢性咽炎等病症的功效。

大钟穴位于足内侧，内踝后下方，跟骨上缘，跟腱附着部前缘的凹陷中。取穴的时候，先取太溪穴，由太溪穴向下量 0.5 寸处，再向后平推，于跟腱前缘可触及一凹陷，按压有酸胀感，就是大钟穴。

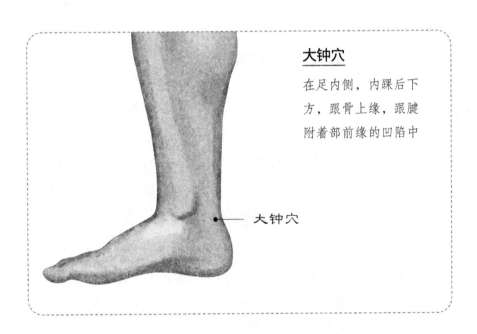

大钟穴

在足内侧，内踝后下方，跟骨上缘，跟腱附着部前缘的凹陷中

大钟穴

⊙ 肾气不足，按摩大钟穴

肾气足的人看起来神采奕奕，身体强健；肾气不足的人，常常无

精打采，精神不振。可以说，要想精神好，就得先从补肾开始。中医里说"久病入络"，生病久了，自然会在络穴上产生一种虚弱的感觉。因此，如果肾气不足的人按摩大钟穴，会感觉很痛。这时候，就要由轻渐重，以感觉耐受为宜，同时坚持每天按摩10分钟左右，直至疼痛感消失。可以用拇指或食指指腹按摩，也可以用食指关节按摩，对疼痛不敏感的人可以用按摩棒来按揉。

还可以在泡脚的时候按摩大钟穴，温肾效果更好。热水泡脚，可以促进腿脚部位的血液循环，这时候再给予穴位刺激，可起到双重保健作用。按摩的方法很简单：泡脚的时候，左脚脚后跟对准右脚踝区，上下、左右来回搓动，再用同样的方法按摩左脚脚踝区域。

⊙ 艾灸大钟穴，摆脱遗尿尴尬

《诸病源候论》中说："遗尿者，此由膀胱有冷，不能约于水故也。"意思是肾气不足，膀胱寒冷，下元虚寒，膀胱开合功能失常，因而出现遗尿。遗尿看起来是膀胱经出了问题，实际上根源在于肾气不足，肾气不足以温煦，调理应从肾经论治。大钟穴是肾经的络穴，联络表里，因而尿路感染、遗尿等膀胱经上的问题可通过刺激大钟穴来解决。

艾具有温阳散寒的作用，艾灸大钟穴可以温肾、补肾气。老年人遗尿者可每天艾灸大钟穴10分钟，坚持一段时间，遗尿的情况就会得到改善。如果觉得艾灸麻烦，也可以将双手搓热，然后敷在大钟穴上，当感觉凉时再搓热，再敷；如是反复，直到穴位感觉温热。

然谷穴，缓解烦躁、失眠、没胃口

肾出于涌泉……溜于然谷，然谷，然骨之下者也，为荥。

——《黄帝内经·灵枢·本输》

然谷穴又名龙源穴、龙泉穴，是肾经的荥穴。"然"，通"燃"，就是燃烧的意思；"谷"即凹陷的地方，指的是这个穴位在足内踝前的大骨间，肾精的精气就埋在"谷"里，而且埋得特别深。然谷穴穴名指的是火在人体深深的溪谷中燃烧。荥穴属火，肾经属水，然谷穴具有升清降浊、平衡水火的功效。中医里常用然谷穴治疗阴虚火旺，对肾阴虚引起的月经不调、带下、遗精、阳痿、足跗肿痛、口渴咽干、心情烦躁、咽喉肿痛等有效。

然谷穴位于足内侧缘，足舟骨粗隆下方，赤白肉际处。取穴的时候采取坐位，先找到内踝前下方较明显的骨性标志（舟骨），在舟骨粗隆前下方触及一凹陷处，按压有酸胀感，这里就是然谷穴。（具体位置见第 190 页）

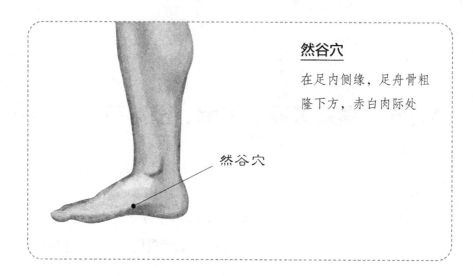

然谷穴

在足内侧缘，足舟骨粗隆下方，赤白肉际处

然谷穴

⊙ 心肾不交，烦躁失眠找然谷

心属火，藏神；肾属水，藏精。人体水火相济，阴阳平衡，才能维持身体康健。但是，如果肾水不足，不能制约心火，就会使心火过旺而亢，让人总是想喝水，心情变得烦躁，晚上也心烦得睡不着觉。这时，就可以按摩然谷穴来解决这个问题了。方法如下：

晚上睡觉之前，用左手拇指指腹或食指关节按压右脚的然谷穴，当感觉酸胀时，再分别顺时针、逆时针按揉 3~5 分钟。按揉完之后，再用拇指指腹由上至下轻搓然谷穴 2~3 分钟。用同样的方法按摩左脚的然谷穴。

也可以用以下方法按摩然谷穴：找到然谷穴，用大拇指用力往下按，按下去后马上放松。当大拇指按下去的时候，穴位周围乃至整个腿部的肾经上都会有强烈的酸胀感，但随着手指的放松，酸胀感会马上消退。等酸胀感消退后，再按上面的方法按，如此重复 10~20 次。双脚的两个穴位可以同时进行按摩。

需要注意的是，然谷穴滋阴祛火的效果非常好，在用然谷穴来调养身体时，最好不要再吃祛火药，尤其是老年人，本身肾阳不足，然谷穴的祛火效果再加上祛火药的药效，有可能会损害肾阳。

⊙ 艾灸然谷穴，让胃口变好

然谷穴有一个功效，那就是受到刺激以后，会使口中分泌大量的唾液。唾液分泌得多了，人也就产生想吃东西的感觉。可每天用艾条艾灸然谷穴 10 分钟左右，能温补脾肾，促进消化，提高食欲。

虽然艾灸然谷穴的时候，嘴里会分泌出比较多的唾液，但还是建议艾灸结束后喝一杯温开水。因为艾灸能升阳，艾灸的过程中，人有可能出汗，而且气血运行加快也会使人觉得口渴，喝水可补充津液和肾阴的消耗。

水泉穴，消水肿、利小便、止痛经

水泉穴的"水"是指水液，泉即水潭。水泉穴穴名的意思是，肾经水液在此聚集形成水潭。从水泉穴的名称上可以看出，这个穴位的功能跟"水"有关。人体的水液包括唾液、血液、尿液、水分等，而水泉穴的作用就是传递人体水液，所以能利水消肿、调经止痛。

肾气不足的人容易足跟痛、水肿、小便不利、月经不调、痛经，这类人群可通过刺激水泉穴来改善上述症状。另外，水泉穴是肾经上的郄穴，郄穴是治疗急性病的穴位，急性尿路感染、急性膀胱炎等，都可以通过这个穴位来调理。

水泉穴位于足跟区，太溪直下 1 寸，跟骨结节内侧凹陷中。取穴的时候，先取太溪穴，在太溪穴下方 1 横指处，跟骨结节的内侧凹陷中，就是水泉穴的所在之处。

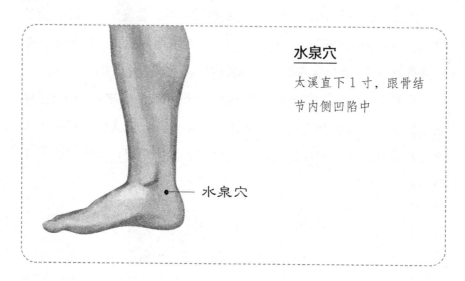

水泉穴

太溪直下 1 寸，跟骨结节内侧凹陷中

水泉穴

⊙ 按摩水泉穴，让身体的"水"通畅起来

将拇指放在水泉穴上，食指放在外脚踝，然后画圈按揉穴位 5 分钟左右。双脚的水泉穴可同时按摩。按摩的力度以感觉酸胀、略痛为宜。肾阴虚而小便不利的人，长期坚持按摩，可滋肾阴、清虚火，使小便通畅。

女性如果来月经的时候，月经量特别少，肚子又胀得难受，这种情况就是经血下不来。这时，可以按摩水泉穴，以激发它传递水液的功能，把经血"传递"出来。按摩的方法为：用左手拇指指腹由下向上推按右脚水泉穴 3~5 分钟，然后顺时针按揉穴位 3~5 分钟，以感觉酸胀、麻痛为宜。用同样的方法按摩左脚水泉穴。

⊙ 艾灸水泉穴，远离痛经

经行不畅而导致痛经的女性，可以通过艾灸水泉穴来缓解痛经。方法为：将艾绒捻成跟拇指指甲差不多大小的圆锥状；姜切片，放在水泉穴上，然后放上艾炷，将艾炷点燃，使其慢慢燃烧。每次艾灸 3~5 壮。也可以直接用艾条熏灸。相对而言，隔姜灸更容易透热，而且不是灼热，是暖烘烘的热气。

名医小课堂

水泉穴痛，是肾出了问题

水泉穴是肾经上的郄穴。"郄"有空隙之意，郄穴是各经经气深聚的部位，水泉穴即是肾经经气深聚的部位。刺激水泉穴可以治疗肾经疾病，增强肾的功能。同样，如果肾脏出了问题，或者肾经不畅，都可以通过水泉穴来诊断。方法为：触摸水泉穴，如果有颗粒感，或者按压水泉穴，如果有疼痛感，说明是肾出现了问题，或者是肾经气血不畅。

筑宾穴能帮肾排毒，常吃药的人要多按

排毒已经成为人们日常生活中的一部分，网上流传的排毒方法也很多，而最安全、最稳妥的方法莫过于穴位疗法。筑宾穴就是一个排毒的要穴。

"筑"通"祝"，为庆祝之意；"宾"即宾客的意思。在这个穴位，有宾客来临，这个"宾客"其实是足三阴经气血混合重组后的湿凉水气。因此，刺激筑宾穴具有调补肝肾、清热利湿、解毒的功效，对皮肤病有很好的改善效果。

此外，疲劳、失眠、水肿、晕车、宿醉、恶心呕吐、膝盖疼痛、腰痛、头痛、小腿疼痛痉挛、痢疾、白带异常等问题，都可以通过按揉筑宾穴来调理。

筑宾穴位于小腿内侧，太溪直上5寸，腓肠肌肌腹的内下方。取穴的时候，可坐在凳子上，腿自然垂直，在太溪直上5寸的凹陷处，按压有酸胀感，就是筑宾穴。（具体位置见第195页）

⊙ 长期吃药的人一定要多按筑宾穴

俗话说"是药三分毒"，经常吃药的人，身体或多或少都堆积有毒素。筑宾穴具有排毒的功效，经常按摩筑宾穴可将身体里的毒素

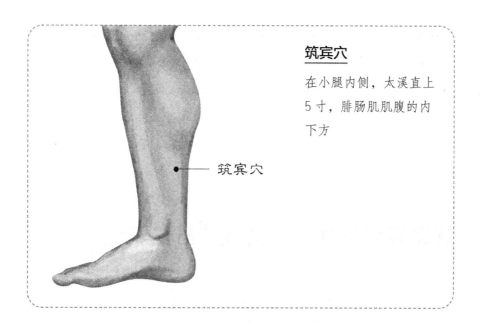

筑宾穴

在小腿内侧，太溪直上
5 寸，腓肠肌肌腹的内
下方

筑宾穴

排出去。除了筑宾穴外，肝经上的太冲穴也是一个解毒的穴位，肝、肾都是人体非常重要的解毒器官，它们极容易受到毒素的伤害。建议排毒的时候，将筑宾穴与太冲穴配伍使用。太冲穴位于足背，第1、第2跖骨之间，跖骨底结合部前方凹陷处。

　　按摩复溜穴的时候，如果感觉很疼，说明很有可能是毒素瘀滞在肾脏或肾经上，这时排毒就迫在眉睫了。每天的下午5点~7点是肾经当令的时间，这个时候按摩筑宾穴，补肾、排毒的效果尤其好。

　　这里说的筑宾穴具有解毒作用，这个"毒"，指的是身体代谢后产生的水湿、痰等废物。如果发生食物中毒，或者误服药物中毒，按这个穴是没有效果的，应及时就医。

⊙ 艾灸筑宾穴，让腰膝硬起来

　　腰膝酸软是办公室一族常见的不适，这是因为久坐使下肢气血运行缓慢，再加上脑力劳动消耗肾精，因而办公室一族常有肾虚的现象。这时，可每天用艾条艾灸筑宾穴，每次10分钟左右，可促进下肢血液循环，激发肾气，滋补肾阴，助你告别腰膝酸软的现象。

调动肾经气血，肾俞穴"当仁不让"

肾俞五十七穴，积阴之所聚也，水所从出入也。

——《黄帝内经·素问·水热穴论》

肾俞穴是肾的背俞穴。背俞穴是五脏六腑之精气输注于体表的部位，是调节脏腑功能、振奋人体正气的要穴。肾俞穴就是肾脏之气输通出入之处，经常刺激肾俞穴，可以调动肾经气血，激发肾气，增强肾功能。基本上与肾虚有关的疾病，如耳聋、耳鸣、久咳、哮喘，以及男性阳痿、早泄、遗精、不育，女性月经病、不孕、子宫脱垂等，都可以用肾俞穴来治疗。

肾俞穴位于腰部，第2腰椎棘突下，旁开1.5寸，也就是位于命门穴左右各2横指的位置。从第12胸椎向下数2个突起的骨性标志，为第2腰椎，在其棘突之下旁开1.5寸处，就是肾俞穴。（具体位置见第197页）

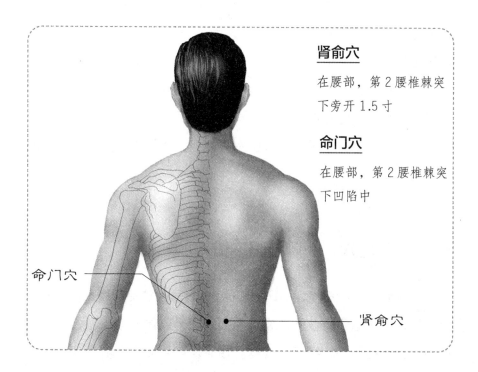

肾俞穴

在腰部，第 2 腰椎棘突
下旁开 1.5 寸

命门穴

在腰部，第 2 腰椎棘突
下凹陷中

命门穴

肾俞穴

⊙ 常按肾俞穴可补肾强腰

按摩肾俞穴之前，先将双手掌心搓热，然后将两手放到肾俞穴上，做上下搓擦运动。热的刺激，加上来回搓擦，可使肾俞穴发热，而且是从里面往外发热，这样能充分调动肾经的气血，使肾气充分激活。每天按摩 1~2 次，每次 3~5 分钟。按摩需要长期坚持才能看到效果，切忌"三天打鱼，两天晒网"。

长时间坐在电脑前工作的人，可在工作累的时候，双手握拳，拳头背部也就是手关节凸起部位顶按在腰部的肾俞穴上，来回按压，有很好的补肾作用，还可缓解腰酸背痛、浑身无力、精神不振等肾虚症状。

另外，每天临睡前，盘腿坐在床上，闭气，舌抵上腭，目视头顶，双手拇指按压肾俞穴，每次10分钟左右，可补肾强精，还能放松身心，缓解疲劳，促进睡眠。

有的人喜欢用按摩捶捶打后背，需要注意的是，肾俞穴不能随意敲打，因为它跟它对应的肾脏一样，十分娇弱，不当的捶打可影响到肾的功能。尤其是肾炎、肾积水等患者，如果敲打不当，很可能会加重病情。

⊙ 艾灸肾俞穴，补肾壮阳不怕冷

女性属阴，大多数女性阳气偏弱，冬日里往往更容易因肾虚而阳气不足，不能温煦肌肤和胞宫，从而表现为肢体发凉怕冷，出现四肢不温、月经不调、经闭等问题。这时，可用艾灸肾俞穴的方法来改善这些症状。方法为：俯卧，请家人帮忙将艾条点燃，然后放于穴位上方，距离皮肤2~3厘米进行熏灸。艾灸时，要使局部有舒适的温热感而无灼痛为宜，一般每次灸10~15分钟，以局部潮红为度，每天或隔天1次。

女性平时要注意腰、膝部的保暖，可使用护腰、护膝或局部热敷等方法，防止寒邪侵袭加重肾阳虚的症状。

治病小验方

风寒感冒

取粗盐、小茴香适量，炒热后放入纱布袋中，扎好口，待温度适宜时放在后背肾俞穴区域热敷。每天1~2次，每次15分钟左右。

命门穴是掌控生命的"门户"

命门穴是人体督脉上的要穴，虽然它并不属于肾经，但却是强腰补肾、壮阳的长寿大穴。"命"指的是生命，"门"是指出入的通道，所以命门穴的意思就是生命的通道，是先天之气蕴藏所在。

命门穴对男子所藏生殖之精和女子胞宫的生殖功能有着重要的影响，对各脏腑的生理活动起着温煦、激发和推动的作用。虚损腰痛、遗尿、泄泻、遗精、阳痿、早泄、赤白带下、月经不调、习惯性流产、宫寒不孕等，都可以通过命门穴进行调理。

命门穴位于人体腰部，在后正中线上，第 2 腰椎棘突下凹陷中。取穴的时候，可用一条绳子过脐水平绕腹一周，该绳子与后正中线的交点就是命门穴。（具体位置见第 197 页）

⊙ 经常按摩命门穴可强腰膝、固肾气

按摩命门穴之前，将双手掌心搓热，然后擦命门穴及两肾至感觉发热发烫，再将双手搓热，捂住腰部两肾的位置，用意念守住命门穴 10 分钟。这是中医里所说的"意守法"。也可以直接用拇指指腹或手指关节去按压、按揉命门穴，力度以感觉酸胀为宜。不论是哪

种方法的按摩，都可以刺激命门穴，温补肾阳，强壮腰膝。

另外，每天坚持捶打命门穴，可振奋人体阳气、扶助肾阳。方法为：双手握空拳，有节奏地交替捶打命门穴3~5分钟。捶打的时候，不论是站着，还是坐着，或者是正在走路，都可以进行。每天捶打的次数也不必太拘泥，只要有时间或者觉得腰部紧张、疲惫的时候都可以进行。

需要注意的是，由于命门穴主治肾脏疾患，而肾多虚少实，所以命门处也应多用补法慎用泻法。也就是说，按摩时手法应当轻，切忌过重。（经络学中轻按为补，重按为泻）

⊙ 艾灸命门穴可温肾壮阳

艾灸命门穴可以治疗肾阳虚引起的泌尿生殖系统病症，如男性阳痿、早泄，女性赤白带下、宫寒不孕等。艾灸的方法：坐位，身体自然放松，请家人帮忙艾灸，先将艾条的一端点燃后，距离皮肤2~3厘米，对准命门穴艾灸，使局部有温热感而不灼痛为宜，每次灸20分钟，灸至局部皮肤产生红晕为度，每周灸一次。

还有一种刺激命门穴的方法，中医里称为采阳消阴法，方法为：背部对着太阳，意念太阳的光、能、热，源源不断地进入命门穴，心意必须内注命门，时间约15分钟。说得简单点，就是让后背晒太阳，在晒太阳的时候将意念集中在命门穴上。

每天揉揉腰眼穴，能让你长寿

腰眼穴属于经外奇穴，虽然它跟肾经没什么关系，但却是补肾的大穴。中医认为，腰眼穴位于"带脉"（环绕腰部的经脉）之中，为肾脏所在部位。肾喜温恶寒，常按摩腰眼处，能温煦肾阳、畅达气血，常用于腰痛、尿频、遗尿、肾炎、月经不调、带下等肾阳虚之证。

腰眼穴的位置很特殊，从解剖学上看，它位于腰部，在第4腰椎棘突下，旁开约3.5寸凹陷中。这个位置正好对着肾脏。取穴的时候，可采取坐位，上身端直，髂前上棘与后正中线的交点处，即第4腰椎棘突，此棘突下旁开3.5寸处，就是腰眼穴。（具体位置见第202页）

《黄帝内经》认为，女性35岁、男性40岁之后，身体逐渐走下坡路，肾气开始虚衰，这时候如果不注意调养，很容易出现肾阳虚的症状。"腰为肾之府"，腰眼穴的位置正好是肾脏所在位置，因而经常按摩腰眼穴有助于温煦肾阳，强健身体。

按摩腰眼穴的方法有很多，例如：

1. 身体站直或者坐直，双手叉腰，用拇指指腹按压住穴位，力度由轻渐重，当感觉酸胀或微痛时，用拇指顺时针按揉穴位3~5分钟。按摩结束后，用双手手掌轻擦或拍一拍腰眼穴部位10次，使腰部放松。

2. 双手搓热，将掌根紧贴在腰眼穴上，用力上下擦动，动作要快速有力，直至感觉发热发烫为止。

3.双手叉腰,拇指在前,其余四指在后,使中指正好按在腰眼穴上,然后点按腰眼穴,再顺时针、逆时针按揉穴位 3~5 分钟。

4.每天晚上睡觉时,平躺在床上,然后双手握拳,放在身下,使拳被手指关节顶住腰眼穴,接着腰部稍微抬起,然后下沉,如此反复 5~10 分钟。

5.双手握空拳,以拳眼用力,有节奏地交替捶打腰骶部,注意由腕部发力,力度轻一点,从上至下,反复叩击 15~30 次。

6.用双手拇指和食指同时捏拿脊柱两侧的骶棘肌,从上向下分别捏拿、提放腰部肌肉,直至骶部,如此自上而下捏拿 4 次。

7.双手掌根部按压腰部,快速上下抖动 15~20 次。

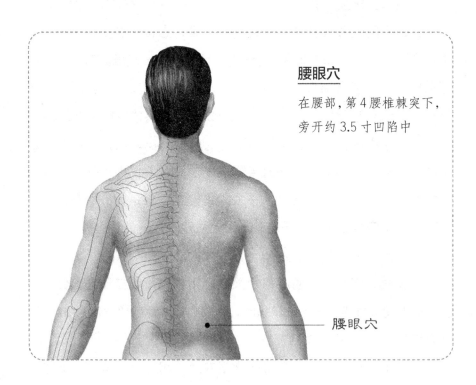

腰眼穴

在腰部,第 4 腰椎棘突下,旁开约 3.5 寸凹陷中

腰眼穴

特别要注意，腰眼穴和我们的眼睛一样，它是一对儿的，所以按摩的时候一定要两个穴位都照顾到。另外，按摩腰眼穴一定要长期坚持，而且按摩的时候不一定要拘泥于时间、地点、方式，哪怕是捶打或者是拿捏，都能起到补肾壮阳、强壮腰部的效果。

生活小妙招，养肾大功效

生活中一些不经意的行为会伤害到肾脏，同样，一些小细节也能决定我们的健康，了解这些养肾小妙招，随时随地就能帮我们激发肾气，增强肾功能。

耳朵是"外肾"，常揉效果让你意想不到

中医认为，耳是"肾"的外部表现，"耳坚者肾坚，耳薄不坚者肾脆"，耳朵组织是否丰满在一定程度上反映了人的肾气是否充盈。同时，耳朵与肾有着千丝万缕的联系，在耳朵上有对应肾的反射区和穴位，经常给耳朵做操，刺激耳朵上的反射区和穴位，可以疏通经络，增强肾功能，提高人体免疫力。

耳朵操的步骤为：

1. 拉耳垂

双手拇指、食指分别捏住同侧耳垂，然后往下牵拉，再放手，使耳垂有上弹的感觉。反复拉耳垂 3~5 分钟。手法由轻到重，牵拉的力量以不痛为度。

2. 拉耳尖

双手拇指、食指分别捏住耳廓的最高处，也就是耳尖部位，向上牵拉，使耳廓有向下弹的感觉。反复牵拉 3~5 分钟。力度以感觉不痛为宜。

3. 揉搓耳朵

用双手手掌从面颊方向向后揉搓耳朵，再从后向面颊方向揉搓。一前一后反复揉搓耳朵 30 次。接着用手掌上下揉搓耳朵 30 次。用

同样的方法揉耳背。

4. 拉耳屏

双手拇指、食指分别放在耳廓的前后，中指在耳廓前面并按住耳屏，然后向外提拉耳屏。反复牵拉 3~5 分钟，力度以感觉不痛为宜。

5. 鸣天鼓

双手手掌分别紧贴于耳部，掌心将耳孔盖严，用拇指和小指固定，其余三个手指一起或分指交错，叩击头后枕骨部，即脑户穴、风府穴、哑门穴，使耳中"咚咚"鸣响就像击鼓一样。

6. 摩耳轮

双手拇指、食指沿着耳轮上下来回推摩，直至耳轮充血发热。推摩的时候注意力度，以不感觉耳朵被撕扯为宜。

7. 摩全耳

双手手指并拢，轻轻摩耳朵，从耳正面到耳背，如此反复 5~6 次。

苏东坡推崇的梳头养肾法，原来是这样

每天梳头是一件极为重要的事情。但是，很多人却不够重视它，有的人为了省事，就烫了头发，早上起床后就随便用手抓一抓，也不梳头，养生保健的机会就这样被错过了。

中医认为，"诸病于内，必形于外"，头部是人体内外的通路，是五官和中枢神经所在。经常梳头能疏通血脉，促进血液循环，也就是跟肝肾通上了。"肾其华在发"，头发是肾的外在表现，当你的头发变得浓密起来，说明你的气血越来越足，肾的功能增强了。

⊙ 春日每天梳头可有效预防春困

《养生论》里说："春三月，每朝梳头一二百下。"春天，人体的阳气顺应自然，有向上、向外升发的特点。而头为诸阳之会，每天梳头有利于通达气血、疏通气血。

梳头也不必非得用梳子，可以用手，从额头上发际开始，由前向后，慢慢梳拢头发至颈后发际。在梳头的同时，用恰当的力度按摩、揉搓头皮。这个方法适合行色匆匆的上班族，当工作累的时候，就先暂时放松一下，找个安静的地方，慢慢地梳头，能让人放松下来，还能促进阳气生发，帮助气血流通，清利头目，让人精神更好，春困也就打发了。

⊙ 这样梳头，可充分滋养头发

不少女性经常烫发、染发，而头发经过各种化学物质的"浸渍"，越来越差。除了用各种护发产品外，你还可以通过梳头的方式来滋养头发。用牛角梳、玉梳或木梳，从额头的发际一直梳到颈后的发根处，每个部位梳 50 次以上。

梳头的时候，一定要全头梳，不论头中间还是两侧，每个地方都不能错过。长期坚持，可刺激头皮末梢神经，改善和提高头部的血液循环，预防和治疗脱发、斑秃、头皮麻痛、头皮屑、头发出油等问题。

需要注意的是，如果你的头发是干性的，梳的时候要多用些力，以促进头皮血液循环，给头发补充营养；如果是油性头发，梳的时候用力越少越好，否则会刺激皮脂过度分泌。

⊙ 每天梳三次头，健脑安神助睡眠

宋代大文豪苏东坡曾说："梳头百余梳，散头卧，熟寝至明。"现代人工作压力大，或多或少都有失眠的困扰，而梳头就是健脑安神、促进睡眠的好方法。当然，也不是随便梳头就能有助眠的效果，而是有一些讲究的：

首先，要把发梢打结的地方梳开；接着从头发中段梳向发梢，再由发根轻轻刺激头皮梳向发梢。梳头的时候，要从前额的发际向后梳，再沿发际从后往前梳，然后从左、右耳的上方分别向各自相反方向梳理，最后让头发向头的四面披散开来梳理。有失眠症状的人，可以晚上睡前梳 5~6 遍。

⊙ 来点"小动作"，越梳越精神

膀胱与肾互为表里，头的正面有膀胱经循行的部位，梳头的时候，把正面膀胱经经过的部位多梳梳，能疏通膀胱经和肾经的气血。

电脑已经成为现代人生活工作的一部分，不少人在电脑前一坐就是一整天，再加上脑力劳动，会让人头晕，觉得脑部供血不足，这是督脉堵塞了的表现。督脉上行于头顶百会穴，下至尾骨，与肾经相通。在梳头的时候，用梳齿稍微用力点按百会穴，可疏通督脉，促进肾经气血流动。百会穴位于人体头部，在前发际正中直上5寸，也就是两耳尖连线的中点处。平时觉得头晕、精神不振的时候，可以用食指指腹按压百会穴，有清利头目的作用。

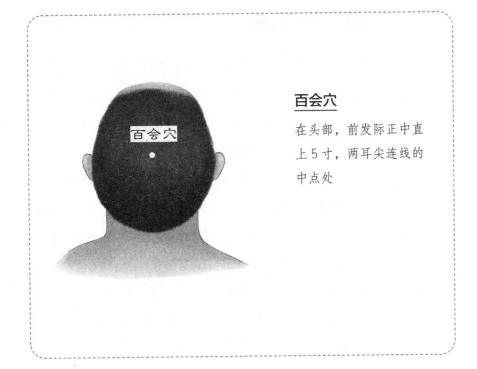

百会穴

在头部，前发际正中直上5寸，两耳尖连线的中点处

好睡眠胜过补肾药

现在的年轻人都喜欢晚睡，甚至熬夜，这样折腾自己只会让肾越来越"累"，最终体质越来越差，想补都不好补了。要知道，你不想睡觉，但你的肾得睡觉，若是不给它休整的时间，它早晚会罢工的，身体就会出现各种问题。

⊙ 长期睡眠不足耗损肾精

很多人都有这样的体会，头天熬夜，睡眠不足，第二天人就显得疲惫不堪、无精打采、头脑昏沉，工作效率也十分低下，但是经过充足的睡眠之后，上述情况就都消失不见了。睡眠相当于人体的电池，是给身体进行"能量储备"。充足的睡眠可以将身体的能量重新聚集起来，把一天所消耗的能量补偿回来，为第二天的活动储备新的能量。即使很累，哪怕只是睡那么一小会儿，都能让人充满了力量。

一个人如果长期睡眠不足，身体、大脑都处于过度劳倦的状态，机体就会耗气伤血，损及五脏。中医里说，肝劳则神损，脾劳则食损，肺劳则气损，肾劳则精损。长期睡眠不足，不仅耗损肝血，还可造成肾精虚损。精即肾中精气，是人生命活动的物质基础，肾中精气充盛则人身体强健、神采奕奕、不容易生病；肾中精气亏虚，人的生命力就弱下来，也就变得容易生病，即使还没生病，也总是精神不振，还可出现头痛、眩晕、肌肉酸痛等。

⊙ 学会安排好自己的睡眠时间

古人说："服药百裹，不如独卧。"人们在劳动、工作、学习中消耗了大量的能量，除了靠饮食补充外，还需要靠睡眠来恢复。可以说，睡眠才是最好的补肾良药。因此，该休息就得休息，该放松就得放松，别牺牲了休息时间，也丢了健康。那么，怎么安排才能让自己睡得好呢？

《黄帝内经》中强调"顺时养生"，睡觉也是如此。无论是"夜猫子型"的人还是"早睡晚起型"的人，都应该顺应大自然的规律，找好自己的生物钟，提高睡眠质量。子时（夜间11点～凌晨1时）、午时（上午11点～下午1点）是每天温差中变化最大的时刻，也是人体阴阳交替的时间段，这时人体应适当休息。所以晚上11点的时候，人要进入熟睡状态，这样才有利于血液回流肝脏，使肝藏血并造新血，这也就意味着从晚上的10点半开始，就应做好睡觉的准备。

一般来说，正常人的睡眠时间一般在每天8个小时左右，身体虚弱的人应适当增加睡眠的时间。当然，也不用严格遵守一天8小时睡眠时间，只要睡醒后觉得精神很好，身体充满活力，没有疲劳感，说明睡眠时间充足。

⊙ 营造舒适的睡眠环境

睡眠的质量除了与时间有关外，还与睡眠的深浅有关，而睡眠环境对睡眠深浅有着十分重要的影响。我们要尽可能地为自己创造一个安静、舒心的睡眠环境。平时居室要保持一定的湿度，还要保持空气流通，因为过于干燥的空气会使鼻道收缩从而产生不适感，而过于封闭的睡眠环境会导致室内空气污浊，同样会影响睡眠。另外，卧室的温度不宜过高也不宜过低，最好保持在 26~28℃。

⊙ 睡前按摩，助你轻松入眠

睡前按摩不仅可以放松身心，而且能疏通经脉、安神助眠。睡觉之前，可以进行以下小动作来改善自己的睡眠质量：

1.用指甲端按摩头皮，方法为：双手食指、中指、无名指弯曲，用指甲端来回快速按摩头皮 2 分钟左右。

2.双掌搓耳朵，即用双手掌拇指指侧紧贴前耳下端，由下而上、自前向后，用力揉搓两侧耳朵 2 分钟左右。

3.按揉风池穴。风池穴位于头额后面大筋的两旁与耳垂平行处。睡觉之前用拇指顺时针按揉风池穴，再按摩后脑勺，可缓解大脑疲劳，促进睡眠。

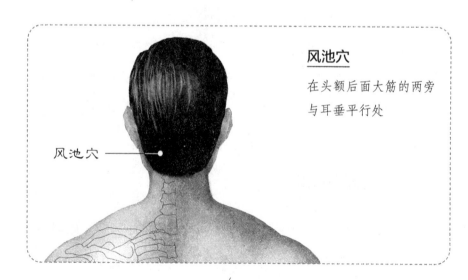

风池穴

在头额后面大筋的两旁与耳垂平行处

风池穴

泡脚不是洗脚，这样泡脚肾不虚

不少女性一到冬天就容易手脚冰凉，晚上的时候也因为脚冷而睡不着觉。有经验的人会说，睡觉之前用热水泡泡脚，可以让身体暖起来，有助于睡眠。其实，泡脚的好处不仅仅如此。

人的脚上有6条重要的经络，三条阳经（膀胱经、胃经、胆经）的终止点，和三条阴经（脾经、肝经、肾经）的起始点都在脚上。脚上还分布着60多个穴位和与人体内脏、器官相对应的反射区。经常用热水泡脚，可舒筋活络，改善气血运行，滋养五脏六腑，这其中就包括了肾。

⊙ 泡脚盆里的学问

"春天洗脚，升阳固脱；夏天洗脚，湿邪乃除；秋天洗脚，肺腑润育；冬天烫脚，丹田暖和"，一年四季用热水泡脚对人体都有好处。但是，泡脚也有学问，比如泡脚的水温以40℃左右为宜，太烫容易烫伤皮肤；泡脚的时间一般在15~20分钟即可，最长不要超过30分钟；泡脚的时候最好用木盆泡脚等。

如果用中药泡脚，要注意根据体质进行选择，建议在使用前向医生咨询。泡脚的药物不同，起到的效果也不一样。例如，用艾叶或益母草煮水后泡脚，可温经通络、温阳散寒，改善寒性腹痛、痛经、月经不调等；泡脚的时候放一些醋，能起到杀菌的作用，有助于预防和缓解脚气，还能增强人体抵抗力；泡脚的时候放一些连翘、金银花、板蓝根、菊花，可起到滋阴降火的作用，对肝火旺、肾阴虚引起的口渴咽干、口疮、咽喉肿痛、心烦气躁等有改善效果。

肾阳虚的人冬天的时候容易手脚冰凉、怕冷，这时可以用生姜水泡脚，能温中散寒，缓解手脚冰凉的现象。肾阳虚衰的人会出现腰痛、双腿无力等症状，可用以下足浴方来补肾壮阳：

肉桂50克，吴茱萸100克，生姜150克，葱头50克，花椒80克。加水煎汤，晾至40℃之后用来泡脚20分钟左右。

这首足浴方里的药材都是温肾散寒之物，用来泡脚有助于激发人体阳气，使肾阳充足，腰痛、双腿无力的现象也就自然得到缓解。

因为肾阳虚而导致痛经的女性，可以用小茴香40克，水煎取汁后用来泡脚。小茴香可温阳补肾，经常用小茴香药汁泡脚，不仅能缓解痛经，调理经血，还能缓解因为肾阳虚而引起的手脚冰凉、怕冷、腰膝酸痛、精神不振等症。

现代男性工作、家庭压力大，再加上应酬、烟酒以及不良生活习惯，很容易出现肾虚而导致阳痿，用对足浴方泡脚，就能补肾壮阳，改善阳痿的现象。

巴戟天、淫羊藿、金樱子、胡芦巴各20克，阳起石25克，柴胡15克。将阳起石先煎30分钟，去渣，加入其他药物煎30分钟，取汁加入温水，用来泡脚30分钟，每天1次。

这个足浴方里，巴戟天、淫羊藿、金樱子、葫芦巴、阳起石都是温补肾阳、益精填髓之品，柴胡可疏肝理气，使肾经通畅。

泡脚的时候，热水的刺激加上气血的快速运行，可使人出汗，容易出现口渴、咽干的情况。因此泡脚之后一定要喝一杯温开水，润泽喉咙，同时补充水分，避免阴液损耗而出现"上火"的现象。

大多数人习惯晚上泡脚，泡脚完之后身上暖融融的，能助人有好的睡眠。对于上班族来说，建议早上的时候花一点儿时间泡泡脚，因为晚上睡觉时长时间保持同一个姿势，会使身体气血循环不畅，早上泡脚，能促进气血运行，使休息了一晚上的肾脏被"激活"，对维持一天精力充沛、促进肾脏排毒十分有益。

⊙ 配合涌泉穴，温肾补肾效果更好

在我们的脚心，有一个很特殊的穴位——涌泉穴。涌泉穴是肾经的起始穴位，肾经的气血都从这个穴位生出，经常刺激这个穴位可打通肾经，使肾经气血充盛，肾功能强健。因此泡脚时重点刺激这个这个穴位，补肾的效果更好。

刺激涌泉穴的方法有很多，泡脚的时候，在泡脚盆里放一些小石子，让小石子对着涌泉穴，在自己可耐受的范围内踩小石子，或者用脚心来回搓小石子，都能刺激到涌泉穴。也可以泡脚完之后，用拇指的指腹按揉涌泉穴。因肾虚引起的头痛、头晕、咽喉肿痛、小便不利、便秘、阳痿、早泄、遗精等，也都可以通过这个方法来改善。

水是最好的排毒药，你喝对了吗

人的生命活动离不开水，肾的功能更是与水息息相关。我们都知道，肾脏的基本功能是生成尿液，借以清除体内每天新陈代谢产生的废物，以调节机体水、电解质和酸碱平衡，保持生命活动的进行。《黄帝内经·素问·逆调论》中说："肾者水藏，主津液。"肾主水，其性润，燥则阴津受伤，肾精亏损，所以肾恶燥。可见，要想肾滋润健康，不能缺水。

⊙ 饮水是很有效的排毒方法

很多人不爱喝水，只有觉得特别渴了才会想起喝水，而有的人用饮料或啤酒来代替水。这种做法是很伤身体的，特别是会伤肾。肾脏是排泄人体新陈代谢废弃物的重要器官，而其排泄功能离不开水，因为肾需要充足的水分以生成尿液，从而将身体里的废弃物排出体外。可以说，喝水是一种很有效的排毒方法。

临床上也发现，肾病的发生很多时候都与缺水有关。以肾结石为例，食物中的钙质没有足够的水来分解、输送、排除，积聚在肾中就形成结石；补充水分不足，排尿次数减少，尿酸过浓，造成钙质沉淀，久之也会形成结石；还有就是肾脏发炎，无法将钙质及时排出体外，日积月累也会形成结石。所以要避免肾结石，最重要的是要多喝水。

⊙ 养生一天三杯水

怎么补水才能最大限度地发挥其排毒功能呢？有人提出"养生一天三杯水"的观点，即清晨一杯蜂蜜水，午后一杯淡茶水，睡前一杯白开水。

清晨起床后，人体还处于"懵懂"的状态，这时候喝一杯蜂蜜水，可以滋润肠道，促进排便。对于老年人和经常便秘的人来说，清晨的这一杯水尤为重要。午后，经过一上午的工作和学习，人会变得疲劳，这时喝一杯淡茶水，能提神醒脑，使人精神振奋。人处于睡眠状态时，血液流动减慢，血液也会变稠，睡前喝一杯水可以起到稀释血液的作用，使人即使在睡眠状态，血液流动也能维持正常。

当然，每天的饮水量并不仅限于这几杯水。在这三杯水的基础上，还要注意随时补充水分。不要等到口渴的时候才想起喝水，因为人口渴的时候，说明身体已经缺水了。建议时不时地喝上几口水，以清润脏腑，生津止渴。进行运动锻炼时，更要注意补充水分，可在运动前 30 分钟，先喝水 300~500 毫升；每 20 分钟，再补充 100~200 毫升；运动结束后，除了水，也可以选择电解质饮料。

申时（下午 3 点 ~5 点）气血流注膀胱，膀胱是泌尿系统主要的器官，能储存和排泄尿液，将多余的水液排出体外。肾与膀胱互为表里，此时最宜多喝水，以利于及时排尿，帮助肾脏、膀胱排毒。

⊙ 补水要适量，过犹不及

一般来说，正常成年人一天需要补充 8 杯左右（2000~3000 毫升）的水，如果碰到天气热、运动等情况，则要酌情增加饮水量。

凡事过犹不及，补水也是一样，水喝多了也容易引发不适。因为水喝多了，会使人体血液变稀、血量增加，出现胸闷、气短等症状。

另外，喝水也不要太快。有的人不爱喝水，为了完成多喝水的任务，常常等到口渴难耐的时候，咕咚咕咚一口气喝完一大杯水。这种做法不仅不利于冲淡尿液、促进排毒，还可能导致电解质流失，甚至给肾脏、心血管等造成额外的负担。因此，平时喝水应小口、缓慢地喝。

对于已经患病的肾病患者来说，则不宜过多饮水。肾功能损伤，多喝水有可能滞留在体内，形成水肿。患病期间喝水以不口渴为度。

换个方式走路，前列腺问题没有了

在公园散步或游玩的时候，我们常能看到一些老人用踮着脚走路的形式来锻炼身体。踮脚看似一个很简单的小动作，经常进行却有很好的补肾作用。

⊙ 踮脚走路是怎样补肾的

早在古代，就有注重养生保健之人注意到下肢血液循环的重要性，"八段锦"保健操就有助百病消的踮脚运动。

在人体的大腿内侧，有三条阴经通过，分别是足太阴脾经、足厥阴肝经、足少阴肾经。经常踮脚走路，通过脚尖着力，拉扯腿部肌肉，可对这三条阴经形成刺激，促进这三条经脉的气血运行，从而有利于激发或升发中气，发挥补肾固元、填髓益精的作用。

另外，经常踮脚还可促进下肢血液循环，保证气血循行顺畅，使肾脏得到充足营养的滋养，从而增强盆底肌肉的强度，提高性功能。

⊙ 几种常见的踮脚运动

踮脚运动的方法很简单，下面介绍 3 种：

1.双脚并拢着地，用力抬起脚跟，然后放松，重复20~30次。下棋、打牌、玩电脑或者久站的时候，每隔1个小时就进行踮脚1次，可促进下肢血液回流，保证肾脏气血充盈。

2.平时走路的时候，也可以有意识地踮着脚尖走路。方法为：背部挺直，前胸挺起，提臀，同时提起脚跟，用前脚掌行走。每天坚持踮脚走路100步左右，就能起到很好的健身养肾作用。

3.男性小便时踮起脚尖，有助于保障生殖健康，增强肾功能。方法为：小便时，提起脚后跟，踮起脚尖，十个脚趾用力抓地，两脚并拢，同时提肛收腹，肩膀略微下沉。经常坚持，有利于改善前列腺炎、前列腺增生等问题。

※ 特别提示 ※

踮起脚尖走路有一定难度，尤其对于老年人来说，一定要循序渐进，一开始练习时最好身边有帮扶物。长期坚持，每次不可过量，中间可以走走停停，累了就休息；患有重度骨质疏松的老人，不建议踮脚走路。如果踮着脚尖走路后感觉前脚掌疼痛，说明运动过量，应酌情减少运动量，并且在踮着脚尖之后，用热水泡泡脚，按摩前脚掌，以使脚部放松，缓解疲劳。

经常提肛，留住"性福"

随着岁月的流逝，衰老是每个人都无法避免的，女人害怕衰老，男人也有烦恼。《黄帝内经·素问·上古天真论》中说"男子……五八，肾气衰，发堕齿槁"，男人一旦步入中年，身体就开始走下坡路，再加上工作、生活上的压力，应酬、休息不足等元素，便秘、痔疮、性冷淡、性功能障碍等就会接踵而至。这不仅会影响到生活和工作，对男性的自尊心与自信心都是重创。男性要保住"性福"，留住青春，可多做提肛运动。

⊙ 提肛：古代的"回春术"

提肛强肾，并非新鲜事儿，明朝就有人提出"谷道宜常撮"的养生理念，"谷道"即肛门，经常提肛有利于中气的提升。古人也将提肛运动视为"回春术"。因为肛门附近汇集了督脉、任脉与冲脉这三条经脉，且位于肛门附近的会阴穴是这三条经脉的起始点。其中，督脉主管一身阳气，任脉掌管着人体的血，冲脉掌管着人的性。经常做提肛运动，就相当于刺激了这三条脉络，能保证身体阴阳平衡，从而保证肾气、肾精的充足。

⊙ 提肛运动怎么做

提肛就是有规律地向上提收肛门，以充分锻炼骨盆肌肉，使前列腺软组织部位进行运动。

提肛运动的方法为：

1. 两腿自然分开，与肩同宽，双手并贴大腿外侧，两眼正视前方，双臂放松，以鼻吸气，缓慢匀和。

2. 集中注意力，收紧腹部，慢慢呼气，同时向上提起肛门，肛门紧闭，小腹部用力向上收缩，屏住呼吸，保持肛门上提状态 3~5 秒。

3. 全身放松，调整呼吸，腹部和肛门要慢慢放松。重复操作以上步骤 5~10 分钟。

提肛运动可以坐着进行，也可以站着进行，没事的时候或者是工作累的时候，都可以做提肛运动。凡事贵在坚持，提肛养肾并非一朝一夕的事儿，应持之以恒、循序渐进，最好每天坚持做 2 次，每次 10 分钟左右。经常做提肛运动，可改善尿频、尿失禁、下腹胀痛、前列腺充血或前列腺炎等。

12 种常见病症，
补好肾就能解决

古人云："人之有肾，犹树之有根，根壮则叶茂，根弱则叶萎，根坏则叶败。"肾气一虚，百病丛生。对于肾虚引起的尿频、遗尿、阳痿、遗精、月经不调等，调治的根本在于正确补肾。

本章将对肾虚导致的常见问题，给出相应的调补方案，让你对症调养，拥有好身体。

尿频，吃点温阳食物就能解除

对于每个人来说，健康是最大的资本，拥有了健康才有时间和精力去奋斗，去创造，而现在快节奏的生活，让人的身体健康每况愈下，被很多小病所困扰，尿频就是其中一种。什么是尿频呢？正常人白天一般排尿 4~6 次，夜间 0~2 次，次数明显增多，超出了上述范围，就是尿频。

⊙ 尿频不仅是膀胱的事儿

从表面上看，排尿属于膀胱的事儿，膀胱开合正常，人的排尿就正常。实际上，肾具有司膀胱开合的功能，也就是说膀胱受制于肾，依赖于肾阳的温煦和气化。肾主水，肾的功能又有阴阳之别，肾阳是调节人体水液代谢的能力。所以如果肾阳虚衰，则温煦、气化能力不足，就会影响到膀胱的开合功能，出现尿频的症状。所以尿频的人不仅要调节膀胱功能，还要温煦肾阳。

⊙ 老年人夜尿频多，按涌泉穴调理

随着年纪增大，人的肾阳会逐渐耗损而出现亏虚，因而老年人极容易尿频，尤其是夜间，有的需要起床 3~4 次去上厕所。夜间尿频严重影响到了睡眠质量，而睡眠不好又会影响到脏腑的正常功能，形成恶性循环。

对于夜间尿频，老年人可以通过按摩涌泉穴来改善。涌泉穴是肾经的井穴，即源头，肾经的气血即从涌泉穴流注全身，老年人夜尿频多与肾阳虚衰有关，而刺激涌泉穴具有温补肾阳、培补元气的功效。

老年人可每天晚上用热水泡脚之后，用食指关节顶按足心的涌泉穴 3~5 分钟。或者效仿宋代文学家苏东坡，每天晚上睡觉之前，用手掌来回搓擦涌泉穴至皮肤发热，有很好的补肾壮阳效果。

用穴位调理不适或疾病，贵在长期坚持，想起来了才按摩是起不到养生保健效果的。

⊙ 温热食物吃走尿频

肾阳虚引起的尿频，平时可多吃温肾助阳、具有固涩作用的食物，如核桃、莲子、巴戟天、杜仲、益智仁、韭菜、羊肉、海参等。下面这个方子可温煦肾阳，对调节肾、膀胱功能都有益，尿频的人可用来作为食疗。

羊肉 150 克，虾米 30 克，蒜 40 克，葱、盐适量。将羊肉洗净切成薄片；用适量水煮虾米，加蒜、葱及适量盐，待虾米熟后放入羊肉片煮熟即可。喝汤，吃肉和虾米。

羊肉自古就是温补肾阳的良方，冬天肾阳虚的人常用做进补之用，可改善肾阳虚所致的手脚冰凉、怕冷、面色苍白、尿频、尿急、月经不调、痛经等。虾米也同样是补肾、固涩的常用品，与羊肉搭配，补肾阳的效果更好。

需要注意的是，肾阳虚尿频的人不宜吃生冷的食物，因为生冷食物属寒，寒盛则阳虚，生冷食物吃多了会加重肾阳虚，使膀胱从肾这里获得温煦和推动之力更弱，影响到膀胱的正常功能，使尿频更严重。

另外，研究发现，老年人肾脏浓缩尿液功能降低，摄入少量水分即可生成一定尿液，且老年人盆底部肌肉松弛，膀胱括约肌萎缩，膀胱弹性差，容积减小，较少的尿量便可引起较强的尿意。因此，建议老年人晚上睡觉之前不要喝太多的水，尤其不饮浓茶、咖啡和酒，这些饮品都有利尿的作用，可加重尿频症状。

※ 特别提示 ※

急性膀胱炎、结核性膀胱炎、尿道炎、肾盂肾炎、前列腺炎、外阴炎等泌尿生殖系统疾病也可导致尿频。当尿频的同时，伴有尿急、尿痛，或者外阴疼痛、气味异常时，要及时就医。

有的人一紧张就想上厕所，但是尿很少或者根本没有尿，这就是精神紧张导致的尿频，这种尿频，儿童、青少年比较多见，要及时疏导，帮助孩子缓解紧张的心理。

遗尿、尿失禁，三个穴位就搞定

遗尿指的是睡觉时小便自遗，醒来之后才发觉的一种疾病。有人认为遗尿就是尿床，其实两者是有区别的。3岁以前的婴幼儿由于脏腑功能不完善、大脑发育不全、排尿习惯没有养成等原因，夜间不能控制排尿而常常尿床，这期间的尿床属于正常现象。但是，3岁以后，孩子排尿的控制能力逐步完善，如果夜间仍然不能自主控制排尿而尿床，就属于遗尿了。

遗尿并不是孩子的"专利"，它也经常发生在成人身上，不仅在夜间遗尿，有时连咳嗽、打喷嚏、上楼梯或大笑时尿液都会不自主地流出，这着实让人烦恼与难堪。下面即以成人遗尿为重点，讲一讲遗尿的原因和调养方法。

尿液属于人体水液的一种，而水液代谢离不开五脏六腑的协调与配合。肾主纳气，有司二阴的功能；膀胱是贮存尿液的器官。肾就像水龙头，控制调节膀胱开关的作用。如果肾气不足，固摄功能失常，本应"关着"的膀胱失去了"约束"，就控制不住水液，以致演变成了遗尿、尿失禁。

治疗遗尿、尿失禁，关键是要补肾气，调节好膀胱的功能。正常情况下，喝到肚子里的水经过运化，能够顺利排出体外。但是，如果肾气不足，固摄失常，膀胱就控制不住尿液，于是产生遗尿、尿失禁的问题。孩子尿床，老年人尿失禁，其实都是因为肾气不足导致的，所以调节肾的功能是治疗遗尿、尿失禁的关键。

肾俞穴是肾的背俞穴，与肾脏之气相通，能够补肾气、固涩，因而中医也常用来治疗遗尿、尿失禁。

中极穴在下腹部，肚脐直下 4 寸的位置，它是膀胱的募穴，是治疗遗尿、尿失禁等泌尿系统疾病的要穴。膀胱俞穴位于身体骶部，第 2 骶椎左右 2 指宽处，与第 2 骶后孔齐平，它是膀胱的背俞穴。中极穴与膀胱俞穴配伍，属于"俞募配穴"，能够很好地调节膀胱的气机，增强膀胱对尿液的约束能力。

经常对上述 3 个穴位进行艾灸，每个穴位 10 分钟左右，每天 1 次，能显著改善遗尿、尿失禁的症状。嫌艾灸麻烦，也可以对上述穴位进行按摩，搓擦、揉按、点按等方法都可以用，次数也不受限制，只要有空就多按按。

治病小验方

遗尿

丁香、肉桂、五倍子、五味子、补骨脂各 30 克。共研细末，每次取药末适量，用白酒调成糊，敷于脐部，然后用消毒纱布覆盖，再用胶布固定。每晚换药 1 次。

尿失禁

山茱萸 15 克，丁香 20 克，补骨脂 15 克，菟丝子 8 克。共研细末，再加黄酒调成糊状，用米醋蒸煮 10 分钟后晾干，敷贴在肚脐上。每晚换药 1 次。

早生白发，就吃黑色食物

现在生白发已经不单是中老年人的困扰了，很多年轻人也长白头。一些爱美的人喜欢把白头发拔掉，但过了不久还会长出来。也有的人染发，把白头发染黑，但过一段时间后，发根继续生长，就形成了发根白、发梢黑的花白头情形。过早地长出白头发，也就是中医里所说的"须发早白"。

⊙ 肾精不足的人，早生白发

关于头发早白的原因，很多人认为是生活、工作压力大，平时用脑过度，从而使头发得不到滋养，所以变白。中医认为："有诸内，必形诸外。"身体上的任何一种病理现象都可以找到内在原因，而早生白发的内在原因就是肾精不足。

《诸病源候论》中记载："足少阴肾经，气盛则发润而黑，若血气虚则发变白。"肾藏精，精能生血，而"发为血之余"，人精血充足，头发就能得到足够的营养和生机，看起来乌黑亮泽。但是，如果肾精不足，不能生血，就会使阴血亏虚，头发就得不到足够的濡养，白发就自然出现了。

⊙ 多吃黑色食物，可补肾黑发

《黄帝内经》里说，黑色入肾，多吃黑色食物具有补肾益精的功效。研究还发现，黑色食物中含有的黑色素、酪氨酸等，可乌发亮发，改善白发现象。因此，少白头的人平时应多吃黑色食物，如黑芝麻、黑豆、黑枣、黑米、豆豉、黑木耳等。

这里推荐两道补肾黑发的食疗，长期坚持服用，不仅能乌发，还可养肾、强健筋骨。

黑豆粥

【材料】黑豆 150 克，枸杞子 30 克，核桃仁 5 个，粳米 200 克。

【做法】将黑豆、枸杞子、核桃仁、粳米洗净，放入砂锅中，注入适量水，大火煮沸后转小火熬煮成粥。根据个人喜好加调味料拌匀即可。

黑芝麻山药牛奶糊

【材料】黑芝麻 120 克，山药 15 克，鲜牛奶 200 克，粳米 60 克。

【做法】1. 粳米用清水泡 1 小时，捞出滤干。

2. 山药切碎，黑芝麻炒香，加鲜牛奶，与粳米、清水拌匀，磨成浆滤汁。

3. 加入冰糖煮化，将浆水倒入锅内与冰糖搅匀，煮成糊即可食用。

⊙ 经常十指梳头也能让头发变黑

古代有"千过梳头发不白"的说法，对此苏东坡就很推崇。经常梳头可加快血液循环，增加发根的营养，从而达到防止头发变白的效果。梳头的方法为：身心放松，双手十指分开，手指稍微弯曲，腕关节放松，用手指指腹从前向后、从左到右连续叩击头部，来回30次；然后用双手十指从前额发际向后脑梳头10~15分钟。

⊙ 会洗头发，头发才会黑亮

适度洗头可以保护头皮，保护头发，改善白发的现象。建议1周洗2次头即可。洗头的同时需边搓边按摩头皮，既能保持头皮清洁，又能促进头皮气血运行，有助于预防和缓解脱发、白发。洗头的次数过于频繁，可对头皮形成刺激，使发根部的营养流失，从而使人出现白发、脱发等现象。需要注意的是，洗头时不要用脱脂性强或碱性洗发剂，这类洗发剂的脱脂性和脱水均很强，易使头发干燥、头皮坏死，应根据自己的发质，选择对头皮和头发无刺激性的无酸性天然洗发剂。

肾虚耳鸣、听力下降，常按耳前三穴

肾气通于耳，肾和则耳能闻五音矣。

——《黄帝内经·灵枢·脉度》

上了年纪的人常感觉自己听力下降了，有的还出现耳鸣的现象。耳鸣即在没有外界声音干扰、刺激的情况下，耳朵里有蝉鸣声或蟋蟀的叫声等。

虽然从理论上来说，耳鸣是人听觉系统的一种错觉，听力下降是年纪增长后的自然现象，但它们却给老年人的生活带来了困扰，有的人甚至因此而出现头痛、失眠、健忘、脾气暴躁等不适。而且耳聋和耳鸣是一对孪生兄弟，有耳鸣的时候如果治疗不当，慢慢就会变成耳聋。

⊙ 耳鸣、听力下降，原来是肾虚了

《黄帝内经》里提到，"肾主藏精""开窍于耳""肾气通于耳"。实际上是说肾的好坏会通过耳朵表现出来。肾具有藏精的功效，其内藏五脏六腑之精。通常肾中精气充盈，髓海得养，人的听觉也就灵敏，分辨力强；反之，肾中精气虚衰，髓海失养，则听力减退，出现耳鸣、耳聋的症状。因此，改善耳鸣、听力下降，肾是根本，要补肾益精。

⊙ "耳前三穴"是耳朵健康的屏障

治疗耳鸣、耳聋，提高听力，可以调理"耳前三穴"。"耳前三穴"指的是耳门穴、听宫穴和听会穴。找这三个穴位时，可把嘴使劲儿张开，喊"啊……"，此时耳朵前方的面颊上就会出现3个凹陷，上面的在耳屏上切迹边上，是耳门穴，中间的正对耳屏，是听宫穴，下面的在耳屏下切迹处，是听会穴。

用食指或拇指指腹侧面同时按揉两侧穴位，会感到明显的酸麻，每天坚持分别按摩这三个穴位2~3分钟，可健耳聪耳，改善耳鸣、耳聋、听力下降的情况。

耳鸣、听力下降又与肾有关，因此可在按摩"耳前三穴"的基础上，配伍太溪穴、涌泉穴，以激发肾气、养肾益精，从而标本兼治，健耳聪耳。

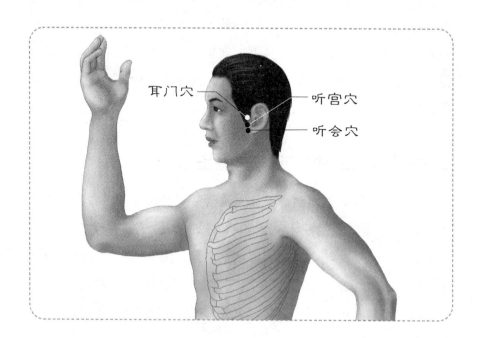

耳门穴 —— 听宫穴

听会穴

⊙ 鸣天鼓：老年人的护耳良方

除了按摩穴位，还可以通过鸣天鼓的方法来护耳。具体方法为：双手胳膊肘支在桌子上，闭上眼睛，低头，用双手手掌心紧贴耳朵两侧，十指放在后脑上，食指搭放在中指之上，接着双手食指同时用力，从中指上滑下弹击后枕骨的风池穴，使耳朵听到"咚、咚"的声音，就像鸣鼓一样。

鸣天鼓操作方法简单，易学易行，而且随时都可以做，每天坚持做 2~3 次，每次 5~10 分钟，可起到很好的护耳、提高听力的作用。老年人经常"鸣天鼓"，能预防和缓解耳鸣、耳聋。

⊙ 耳鸣、听力下降，也有可能是肝火在"作怪"

耳朵不仅跟肾有密切的联系，跟肝也关系匪浅。肝主升发，肝的性能特点就像春天的小草和嫩枝一样，是要向上成长的。然而假如生长得太快、太急、太猛，就会招致气在身体内高低运转不均衡，这样头部的一些孔窍就会产生梗塞，这就像是朝一个路口去的车辆太多，必定会堵车的。肝火太旺，就会招致气在眼和耳"堵车"，使人出现听力下降、耳鸣的情况。

既然是肝火在"作怪"，那么提高听力，改善耳鸣，就要在清肝火上下工夫。用菊花搭配枸杞子泡水喝，可滋补肝肾，清泻肝火。也可以用听会穴、太冲穴和行间穴来泻肝火。具体操作方法为：每天不定时地用双手的拇指按揉两侧听会穴，力度稍大，以觉得有些胀疼为宜，每次每穴 3 分钟；然后从太冲向行间双方向使劲推按，以觉得胀疼为度，每次 5 分钟。

冬天手脚冰凉，多管齐下温补肾阳

阳气少，阴气多，故身寒如从水中出。

——《黄帝内经·素问·逆调论》

手脚冰凉是很多女性难以言说的苦，尤其是冬天的时候，双脚冰凉，怎么都暖不起来，而且脚一冷就让人觉得全身都冷，即使穿再多的衣服也还是感到冷，严重的还伴有腹泻、腹部冷痛的症状。这都是肾阳虚惹的祸。

冬天的时候，天气晴好，晒太阳能让人身体暖融融的。但如果太阳隐去，或者是碰到阴天，没有了太阳的照射，人就会觉得冷了几分。《黄帝内经·素问·逆调论》中说："阳气少，阴气多，故身寒如从水中出。"肾阳就相当于人体的太阳，具有温煦的作用，肾阳虚，对身体的温煦不够，人就会怕冷，容易手脚冰凉。所以要想改善这种情形，就要温肾补阳。

⊙ 吃是温肾补阳的最好方式

食物是最好的医药，吃对了食物，就相当于给身体吃进了补药。肾阳虚的人平时可多吃温热性质的食物，如羊肉、狗肉、牛肉、韭菜、辣椒、葱、姜、桂圆等。冬天的时候，可用羊肉搭配山药、枸杞子炖汤。羊肉性质温热，常被视为冬天进补、温阳祛寒的良品，山药、枸杞子都具有养肾补肾的作用，三者一起用来炖汤，温肾补阳，对怕冷、手脚冰凉、腹部冷痛、寒性腹泻等有调理作用。

⊙ 泡脚能快速让手脚暖起来

冬天容易手脚冰凉的人经常泡脚，可以促进身体气血循环。人的气血运行得快了，身体产生的热量就多起来，这就相当于我们运动后觉得热一样。身体热量多了，自然就不觉得冷了。

艾叶具有温中散寒的作用，用来泡脚，可暖身驱寒，冬天容易手脚冰凉的人不妨用艾叶煮水后泡脚。方法为：取 30~50 克的艾叶放入锅里，加入适量水煮开，晾温后泡脚 20 分钟。每天睡前进行，可使人身体变暖，缓解疲劳，促进睡眠。

在泡脚后，要及时擦干腿脚部位的水分，然后来回搓擦涌泉穴直至皮肤发热，既可以促进下肢血液循环，还能激发肾气，增强肾功能。

⊙ 做好手脚的保暖工作

冬天容易手脚冰凉的人尤其要注意做好保暖工作。民间流传着这么一句话"脚暖手不凉，天冷腿先寒"，因此冬天的时候要重点保暖腿、脚部位。可以借助护膝、毛裤等来增加下半身的温度，女性最好忍痛割爱，避免"短裙加打底裤"的搭配。

冬天穿的衣服不要过紧，因为衣服过紧会阻碍气血循环，使流注手、脚部位的气血变少，这样会让手、脚部位得不到足够的"阳光"

而总是冰冷冰冷的。

另外，冬天外出的时候，最好戴上手套、帽子，可避免寒气对头部、手部的侵袭。

⊙ 多做运动让身体暖起来

"春困秋乏夏打盹，睡不醒的冬三月"，冬天气温低，而被窝里十分暖和，所以很多人冬天的时候起不来，也不愿意出门，喜欢窝在家里"享受"暖气带来的温暖。这种温暖只是暂时的，并不能从根本上改善手脚冰凉的症状。要想让身体暖起来，不妨选择合适的运动。慢跑、快步走、跳绳、跳舞、打太极拳等运动都可以让身体各个部位活动起来，促进血液循环，使身体产生更多的热量，从而起到暖身驱寒的作用。

需要注意的是，虽然"运动升阳"，但凡事过犹不及，运动过量或高强度的运动，可使人大量出汗，会"发泄阳气"，反而加重肾阳虚症状，起不到改善怕冷、手脚冰凉等虚证的作用。

※ 特别提示 ※

有些女性为了减肥，经常不吃饭，只吃水果、蔬菜，有时甚至以水果代餐。很多瓜果本身性质寒凉，适当食用可养阴生津、润燥止渴，对身体有益，但如果吃得过量，就会耗损肾阳，加重寒性体质，使人变得更加怕冷。另外，食物可为人体提供热量，而过度节食减肥会使身体摄入的热量不足，人热量不足就容易手脚冰凉、怕冷。

阳虚自汗，黄芪温阳固表有疗效

阳加于阴谓之汗。

——《黄帝内经·素问·阴阳别论》

出汗是人体的生理现象，天气炎热、穿衣过厚、食用温热的食物、喝热汤热粥、情绪激动、劳动、运动等，都可使人出汗，这属于正常现象。有一种出汗很"怪异"，就是在没有天热、环境变化等外因的影响，也没有服用药物或进行劳动、运动，而是处于一种比较平和的状态下，身体自然出汗。这种出汗也称为自汗。

⊙ 自汗，根源在于肾阳虚

在探究自汗的根源之前，我们先来看看出汗的机制。《黄帝内经·素问·阴阳别论》中说："阳加于阴谓之汗。"出汗需要满足两个条件，一是阳，也就是热；二是阴，也就是水。有热加到水上，使水汽蒸发，透过毛孔排出来，并在皮肤上凝结成水珠，这就是出汗的过程。这就相当于把一口锅放在灶上，锅里倒入冷水，如果锅下不生火，水就不会有任何变化；如果在锅底下烧起微微的小火，锅里的水就会慢慢变成水蒸气蒸发出来。

汗液属于人体津液的一部分。人体的结构很复杂，虽然有阳气作用于阴水，蒸腾气化，但人体为了维持正常功能，会想办法把这些蒸腾了的津液留住。这就相当于在锅上加了一个锅盖，这样津液就不会随便被排出去了。这个"锅盖"就是人的卫气。

如果一直用微微的小火慢慢烧水，津液的气化就会是一个持续缓慢的过程，津液就不会轻易排到体外，除非"火力"过猛把锅盖顶开，或者是"锅盖"本身就有问题。通常，人体内阴阳都比较平和，"锅盖"又比较结实，所以不会出现上述的情况。但是，如果"锅盖"漏了一个洞，只要体内的火稍微大一点，汗液就会自己流出来。这种情况就是自汗。

"锅盖"也就是卫气，它的生成运行与肾、脾、肺相关，需要通过肾的激发、脾胃的化生、肺的输布共同完成。而肾是先天之本，是一身的火种，人体所有的脏腑功能都依赖于肾阳的温煦和支持，卫气也不例外。如果肾阳虚衰，卫气就不能正常生成，从而导致皮肤肌表不坚固；脾是气血生化之源，水谷精微都需要脾来运化，肾阳虚衰无以"支持"脾的工作，这样气血生化不足，各组织器官得不到很好的滋养就没有力气好好干活，这样作用出来的卫气就比较薄弱，残破的地方也就多，自然就无法抵挡汗液的外溢了。

因此，自汗的调理，除了敛汗止汗外，还需要从肾论治，温阳固表。

⊙ 益气固表止汗，黄芪来帮忙

论补气良药，黄芪当属第一。黄芪可补中益气、固表止汗，其固表作用毫不逊色于人参的，而且它性质比人参温和，补而不燥。中医里，常用牡蛎散、玉屏风散来治疗阳虚自汗，里面都少不了黄芪。

黄芪附子汤也是中医治疗阳虚自汗的常用方。

黄芪附子汤

生黄芪15~30克，制附子10克，生姜3~5片，红枣10枚。水煎服。

黄芪益气固表，附子温阳扶卫，生姜、红枣调和营卫。合用可温肾益气，巩固卫气。要注意的是，附子有毒，一定要用制附子，最好是请医生根据症状开处方。

自汗症状轻一些的，平时可以自己用黄芪泡茶饮用，或者用来煮粥服用。

黄芪粥

取黄芪30克，加10倍清水浸泡30分钟，连水一起倒入砂锅中，水煎3次，取汁。将粳米洗净，加黄芪药汁煮成粥，趁热食用。

⊙ 汗多，常揉复溜合谷

复溜穴位于小腿内侧，太溪穴直上2寸，跟腱的前方。按揉复溜穴，可以刺激肾，使肾的水液代谢恢复正常。按摩复溜穴的时候，宜用拇指指腹按揉，以略有酸胀感为度。

复溜穴跟合谷穴是止汗的"最佳搭档"。合谷穴位于手背，第1、第2掌骨间，当第2掌骨桡侧的中点处。取穴的时候，两手交握，一手拇指指间横纹压在虎口上，屈指，拇指尖正对之处就是合谷穴。这两个穴位一起使用时，合谷穴要重点揉，复溜穴要轻揉。出汗过多时，可先按揉合谷穴2分钟，以感觉明显酸痛为度，再轻揉复溜穴2分钟。

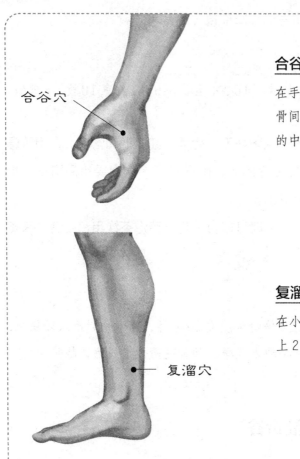

合谷穴

合谷穴

在手背，第1、第2掌骨间，当第2掌骨桡侧的中点处

复溜穴

复溜穴

在小腿内侧，太溪穴直上2寸，跟腱的前方

※ **特别提示** ※

　　阳虚自汗的人，切不可认为是热得出汗而吃生冷的食物，喝冰镇饮料。因为寒盛则阳虚，寒气可耗损肾阳而加重阳虚的症状，使卫气更加薄弱，从而导致汗出更多。

阴虚盗汗，桑葚茶滋阴清热

上面说了自汗是阳虚，那么盗汗又是怎么回事呢？"盗"有偷盗的意思。平时运动出汗，只要出得恰到好处，这都是正常的。但盗汗不一样，它就像个盗贼，趁人晚上睡觉、卫气"下班"时偷偷地跑出来。

⊙ 阴虚火旺，汗自己偷偷"跑"出来了

卫气顾名思义，对人体具有阻挡外邪、护卫人体、保证津液不随意排出体外的作用。卫气跟上班族一样，"日出而作，日落而息"——白天的时候，人体需要进行各种各样的活动，机体会产生更多的热，所以卫气需要一直保持戒备的状态，防止津液过分地向外排出，同时也起到阻止外界致病因素入侵人体的目的；晚上，人入睡以后，机体就不会产生太多的"火"出来，再加上有被子的防护，外界的邪气也不容易进入人体，辛苦工作了一天的卫气也终于能休息了。

在身体阴阳平衡的情况下，卫气的生活很规律，白天上班，晚上下班。如果人体肾阴不足，阴不能制阳，阳蒸腾气化津液，就会使得津液"蠢蠢欲动"。等到晚上，卫气休息的时候，津液"逮到"机会了，于是浩浩荡荡地从毛孔中排出来。但人一醒来，卫气自动上班，津液又变得"规矩"起来，停止外泄。这就是盗汗的过程。

⊙ 清热、滋阴、固表止汗，三管齐下应对盗汗

盗汗的发生跟阴虚火旺有关，再加上盗汗使人的津液不断外泄，会使人体阴虚火旺的症状更加严重。所以，对付盗汗，宜清热、滋阴、固表止汗，三管齐下。

桑葚性质偏寒，寒能清热，具有滋补肾阴、生津止渴、止汗等功效。中医也常用来治疗盗汗。

桑葚10克，五味子10克。水煎服。

桑葚滋阴、清热、止汗，五味子收敛固涩、益气生津，与桑葚搭配，既能滋补肝肾之阴，又能清虚火，还有益气固表、止汗敛汗的作用，适用于阴虚盗汗。

⊙ 经常按摩阴郄穴可养心止汗

《黄帝内经·素问·宣明五气》中说："五藏化液，心为汗。"故后世有"汗为心液"的说法。汗液在流出人体之前，是人体内十分宝贵的津液，对人体起到滋养濡润的作用。经常盗汗的人因为汗液出得多，使心液过度外泄，会影响到心的功能。因此，盗汗的人要经常按摩心经穴位，助养心气。

阴郄穴是心经的穴位之一，位于前臂掌侧，在尺侧腕屈肌腱的桡侧缘，腕横纹上0.5寸。取穴时，握拳，在手前臂内侧会突起两条大筋，沿两条筋之间的凹陷，从腕横纹向上量0.5寸，按压有酸胀感处就是阴郄穴。按摩阴郄穴的时候，用拇指指端掐按阴郄穴，力度由轻渐重，当感觉酸胀时减轻力度，再按压至疼痛，如此反复按压5分钟。左右交替进行。

阴代表水，郄是空隙的意思。心经的经水由阴郄穴回流心经，所以经常按摩阴郄穴可养心阴、防虚火、滋肾水、止汗。

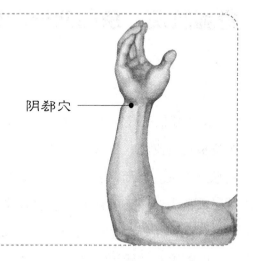

阴郄穴

在前臂掌侧，尺侧腕屈肌腱的桡侧缘，腕横纹上 0.5 寸

阴郄穴

名医小课堂

如何区分生理性出汗、自汗、盗汗

强体力劳动、长跑或饱食热饮或食辛辣食物可导致出汗，这种出汗属于生理性出汗。另外，穿衣过厚、天气炎热、情绪紧张等也有可能导致出汗。这都是正常现象。

自汗是指人在醒着的时候，衣着合适，没有进行运动，没有其他可导致出汗的因素干扰，而汗液自行排泄出来。

盗汗是以入睡后汗出异常，醒后汗泄即止为特征的一种病症。盗汗可分为轻型、中型和重型，一般轻型、中型的盗汗在人醒过来之后出汗就会停止或缓解，重型盗汗的人刚入睡就出很多汗，汗出后可惊醒，醒后出汗立即停止，再入睡又会出汗，而且出汗量大，常带有淡咸味。

肾虚腰痛，京门穴一穴搞定

　　对于我们的身体来说，腰有着举足轻重的作用，它不仅是承受上半身重量的支点、连接下半身的中轴，中医认为它还与人的生殖功能息息相关。然而，现代社会越来越快的生活节奏、生活和工作上的过大压力，以及不健康的饮食习惯、不科学的生活习惯等，使人的腰背负了很多的重担，甚至不堪重负，被腰痛给缠上。

　　中医里有"腰为肾之府"的说法，肾功能的好坏直接影响到腰部的健康，可以说"腰不好"就是"肾不好"的代名词。从肾脏的位置来看，其正位于腰部的两侧，如果腰部出现酸痛的症状，说明很可能是肾气受到了损伤，腰部脉络得不到充足的濡养而出现疼痛。另外，老年人因为肾中精气亏虚，气血运行不畅，也容易患上腰痛。

⊙ 一个穴位激发肾气，搞定腰痛

　　对于腰痛，最有效的缓解方法就是按摩，因为按摩可以使紧张的腰部肌肉得到放松和休息，腰痛立即就能得到缓解。在我们的身体上，有一个对腰痛有良效的穴位——京门穴，经常按摩可激发肾气，人肾气充足了，腰部得到充足的濡养，疼痛的症状也就自然消失了。

　　京门穴是肾的募穴，募穴是脏腑之气输注于胸腹部的腧穴，按摩募穴可以补益脏腑之气，经常按摩京门穴可以起到补肾气的作用，常用于治疗肋间神经痛、腰肌劳损等症。

京门穴位于侧腰部，章门后1.8寸，在第12肋游离端的下方。取京门穴时，我们需要先找到章门穴。章门穴位于侧腹部，在第11肋游离端的下方处。屈肘合腋，肘尖所指处，按压有酸胀感，就是章门穴的所在之处，然后向后1.8寸（大约4厘米）的地方就是京门穴。将双手手掌擦热，沿着京门穴前后来回搓擦，直至皮肤发热发烫为度。

《黄帝内经》里强调"治未病"，腰痛其实可以预防。每天早晚，用双手掌根揉按腰部，每次5~10分钟。腰部上有肾俞穴、腰眼穴、命门穴等穴位，在按摩腰部的同时，对这些穴位进行刺激，有很好的强肾固肾作用，对肾气不足引起的腰痛有良效。

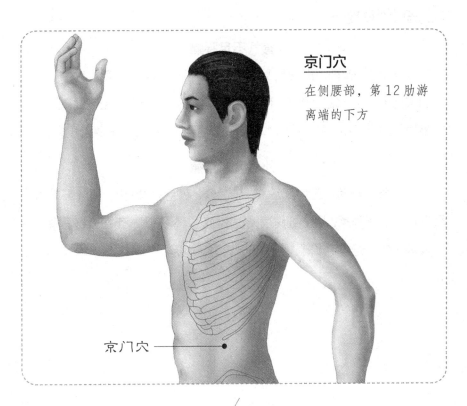

京门穴

在侧腰部，第12肋游离端的下方

京门穴

⊙ 注意生活小细节，护好你的腰

预防和缓解肾虚腰痛，在生活中也要注意一些细节。

首先，养成良好的生活习惯。熬夜、久坐都可伤害肾脏，使腰部负担加重。不论夏季还是冬季，都要注意腰部保暖，腰部受凉可耗损肾阳，使腰部出现冷痛的现象。

其次，要合理饮食。可根据自己的体质状况，选择合适的益肾强腰食物，如海参、墨鱼、牡蛎、泥鳅、黄鳝、韭菜等。

另外，加强体育锻炼是强腰的好方法。打球、游泳、爬山、快步走等，都可以使腰部得到放松和锻炼。

治病小验方

肾气不足腰痛

桑寄生、狗脊、千年健、炒杜仲、川断、补骨脂各15克，冰片5克。研成细末，每天晚上临睡前用白酒少许将药末调成药泥，贴在腰痛处，然后用纱布包扎。每天换药1次，连续使用1周，可明显改善腰痛。

外感风寒腰痛

乳香、没药、三七、苏木、延胡索、独活各30克。研成细末后用白酒调成药泥，晚上临睡前贴于疼痛处，然后用纱布包扎好。每天换药1次，连续用1周，可活血、通络、止痛。

阳痿是肾阳虚，试试复原汤

阳痿是较为常见的性功能障碍病症，但如果是 60 岁以上的男性因年龄增大、生殖器官功能退化而出现的阳痿则属于正常的生理现象。所以这里只讲一下属于病态的阳痿。

⊙ 阳痿多是肾阳虚的表现

在中医理论体系里，肾是一个比较大的概念，它涉及人体生殖、内分泌、泌尿等多个系统，同时还包括了部分神经和血管的功能。中医里的肾，其功能分为阴、阳两面，而肾阳不足又被称为肾火弱。正常情况下，年轻力壮的男性肾精充盛，肾阳火旺，性能力也强。但是，如果先天之精不足，肾阳不足，就意味着命门火衰，若平时性生活无度或生活规律混乱，可使肾精受损而造成亏虚。精是生命的基础，肾精亏虚可使命门虚冷，最终极易导致阳痿。

另外，肾阳虚还会影响到肝主筋的功能。《黄帝内经》里说，肝主筋，阴茎正是宗筋之汇。肾阳具有推动的作用，肝的功能依赖于肾阳提供的动力，如果肾阳虚，肝的功能就不能正常发挥，气血通道容易受阻，阴茎就无法得到所需的气血，从而导致阳痿。

所以，导致阳痿的根源在于肾阳虚。肾阳虚阳痿的人也常有早泄、腰膝酸软、头晕耳鸣、四肢冰冷、精神倦怠、全身乏力、精液清稀、小便淋漓不尽、尿频、尿多、尿急等症状。

⊙ 两个特效穴位治阳痿

命门穴位于腰部，在后正中线上，第 2 腰椎棘突下凹陷中。命门穴的位置正好夹在两肾之间，肾是人的先天之本，人体最重要的物质基础——精，就藏在肾脏之中。而命门穴具有强肾固本、温阳补肾、强壮腰膝的作用，中医里常用它来治疗腰膝酸软、水肿、男性阳痿、女性宫寒不孕等肾阳虚证。

每天用双手手掌来回擦命门穴及两肾位置，至皮肤感觉发热发烫，长期坚持可扶肾阳。或者每天坚持捶打命门穴，捶打的速度为 1 分钟 40 次左右，力度以感觉耐受为宜，每次捶打 3 分钟左右，有振奋肾阳的作用。

男性的会阴穴在阴囊根部与肛门连线的中点，其具有调节生殖功能的作用，中医里常用它治疗阳痿、遗精、遗尿、月经不调、小便不畅等泌尿生殖系统疾病。肾阳虚型阳痿的人每天用艾条熏灸会阴穴，每次 10 分钟左右，能起到很好的温肾助阳作用。

⊙ 阳痿也可以试试泡脚

用具有补肾壮阳作用的药材泡脚，可增强性功能、改善阳痿症状。

杜仲 50 克，桑寄生、枸杞子、锁阳、桂枝各 30 克。所有药物放入砂锅中，加入适量清水浸泡 10 分钟，大火煮沸后转小火煎 30 分钟，取药汁。将药汁倒入盆中，晾温后用来泡脚。每天 1 次，1 次 15~20 分钟，1 剂可用 2 天，连续泡 5~10 剂。

上述足浴方中杜仲、桑寄生、锁阳、桂枝温肾补阳，枸杞子补肝益肾、填充精血。适用于肾阳虚引起的阳痿、腰膝酸软、下肢无力、精神疲乏、自汗盗汗等。

⊙ 复原汤能改善阳痿

阳痿的人要多吃补肾壮阳的食物，如狗肉、鸡肉、海虾、海马、羊肾、乌龟、泥鳅、韭菜等。中医里面有一道复元汤，对治疗阳痿很有效果。

复元汤

【材料】淮山药50克，菟丝子10克，肉苁蓉20克，核桃仁2个，羊瘦肉500克，羊脊骨1具，葱白、生姜、盐适量。

【做法】1.将羊脊洗净，剁成数节；羊肉洗净，切成条块；肉苁蓉、菟丝子、淮山药放入布袋中，扎口；葱白、生姜拍松。

2.将所有材料放入砂锅中，加入适量清水，大火煮沸后转小火炖至羊肉熟烂，加盐调味即可。

【功效】补肾壮阳，适用于肾阳虚引起的阳痿、早泄、性欲减退等。

阳痿的本质为肾阳虚衰，阴器失于滋养，宗筋失于温煦。寒凉食物可耗损肾阳而加重阳痿的症状，所以阳痿的人不宜吃寒凉的食物，如绿豆、冬瓜、芹菜、荸荠、凉菜、冰粥、冰镇饮料等。

频繁遗精，阴虚阳虚调理大不同

遗精是青春期之后出现的特殊生理现象，即男性进入青春期后，随着性功能发育基的成熟，体内会不自觉地排出精液。常见的遗精实际上是梦遗，即在睡梦中遗精，它大多是因做与性有关的梦、被褥太暖和、内裤太紧、衣被对阴茎直接刺激等引发的结果。

遗精原本是正常的生理现象，但是如果频繁遗精（每月遗精次数在四五次以上，或者一夜遗精好几次），或有正常性生活的情况下仍遗精，则多半属于不正常现象。

⊙ 肾阴虚、肾阳虚均可导致遗精

肾有藏精的功能，肾所藏之精有先天之精和后天之精。"精"是构成人体和维持人体生命活动的物质基础，是人类生殖繁衍的原始物质，是生命的根本。如果肾虚了，其藏精的功能就会变得低下，原本应该封藏在肾里的"精"失去了强有力的约束，就会突破肾之门，出现遗精的现象。

肾虚又分为肾阴虚、肾阳虚，这两者都可以导致遗精。

人如果肾阴亏虚，不能制约阳气而使身体内热火旺，藏精的精室受到扰动，肾精就会溢出精室，就相当于一杯水装得正好，受到震荡后溢出水杯。

精液属于液态物质，它之所以在体内不能无故外溢，是由于肾气对它有保护作用，中医里称之为肾的统摄作用。也就是说，肾有调节精液外出的作用，如果肾气虚了，当然这种保护也就不存在了，精液得不到统摄，就溢出体外形成遗精。肾气即肾精化生之气，是由肾阳蒸化肾阴而产生的，如果人肾阳不足，就会影响到肾气的化生而造成肾气虚，使精关不固而遗精。

证型	症状分析	调补原则
肾阴虚型	梦遗频繁，伴有腰膝酸软、口干心烦、 目眩耳鸣、失眠健忘、舌红少苔等	滋肾阴，清虚火，固肾精
肾阳虚型	滑精，伴有腰膝冷痛、手脚冰凉、畏寒怕冷、阳痿、早泄等	温补肾阳，固肾涩精

⊙ 肾阴虚型遗精的调理方法

1. 多吃甘凉生津的食物以养肾阴

肾阴虚型阳痿的男性应多吃甘凉滋润、生津养阴的食品，如甲鱼、牛奶、牡蛎、蛤蜊、海蜇、鸭肉、豆腐、甘蔗、银耳、鱼类、黑木耳、黑芝麻、莲藕等食物，适当服用百合、莲子、枸杞子、桑葚、熟地黄、五味子、旱莲草、女贞子等滋阴益肾的中药。葱、姜、蒜、韭、胡椒、辣椒等辛味食物可加重阴虚症状，平时应少吃或不吃。

其中，熟地黄滋阴补血、益精填髓，肝肾阴虚所致的遗精、盗汗、内热消渴、月经不调、腰膝酸软等，都可以用熟地黄来调理。肾阴虚型阳痿的男性可以用熟地黄泡茶喝，也可以做成药膳。

熟地黄乌鸡汤

【材料】熟地黄 25 克，五味子 10 克，当归 5 克，乌鸡 1 只，姜、料酒、盐各适量。

【做法】1. 熟地黄、五味子、当归分别洗净。

2. 乌鸡处理干净，焯水，冲净；姜洗净，切片。

3. 把所有材料放入砂锅中，注入适量清水，倒入料酒，大火煮沸后转小火炖 2~3 个小时，加盐调味。

【功效】滋阴潜阳，益气养血，固肾填精。适用于肾阴虚型遗精。

2. 药物敷贴肚脐

用滋阴降火、潜镇固肾的药物敷贴肚脐，可以起到滋肾阴、止遗精的作用。方法为：

黄柏 10 克，知母 10 克，茯苓 10 克，五倍子 15 克，枣仁 10 克。共研细末，备用。使用时取少量药粉，加蜂蜜调成糊状，取指甲盖大小敷在肚脐上，在药上贴一层保鲜膜，用胶布固定，然后用热水袋热敷。第二天晚上换新药，7 天为 1 个疗程。

⊙ 肾阳虚型遗精的居家调理方法

1. 多吃温肾涩精的食物以养肾阳

肾阳虚型遗精的男性，日常应适当吃具有温肾阳、收敛固脱功效的食物和药物，如荔枝、榴莲、樱桃、桂圆、栗子、腰果、松子、核桃、生姜、韭菜、辣椒、羊肉、牛肉、狗肉、鹿肉、鸡肉、虾、黄鳝、海参、茴香等食物，以及附子、干姜、肉苁蓉、仙茅、淫羊藿、肉桂等中药。

其中，肉苁蓉性温，味甘、咸，入肾、大肠经，具有补肾阳、益精血、润肠道等功效，适用于肾阳虚所致的阳痿、遗精、尿频、腰膝冷痛、耳鸣眼花、宫寒不孕等。肾阳虚型遗精的男性，可用肉苁蓉做药膳服用，以温补肾阳，固涩肾精。

肉苁蓉炖羊肉

【材料】羊肉 500 克，肉苁蓉 30 克，菟丝子 15 克，生姜、葱、料酒、盐各适量。

【做法】1. 羊肉洗净，切块，焯水去掉腥膻味；肉苁蓉切片，菟丝子洗净；姜洗净，切片；葱洗净，切段。

2. 将所有材料放入砂锅中，注入适量清水，倒入料酒，大火煮沸后转小火炖 2~3 个小时，加盐调味即可。

【功效】补肾益精。适用于肾阳虚衰所致的阳痿、早泄、遗精、月经不调等。

2. 敷贴肚脐温肾壮阳、固精止遗

肾阳虚型遗精的男性，可以用温肾阳、固肾精的药物敷贴肚脐，使药物透过肚脐进入身体里，从而发挥药效。方法为：

小茴香、炮姜、龙骨各适量，共研细末，加白酒调成糊状，加热后放在肚脐上，用纱布覆盖、胶布粘好。第二天清晨取下，晚上睡前再敷新药。7 天为 1 个疗程。可温肾壮阳、固精止遗。

⊙ 刺激志室穴，补肾固精止遗

志室穴位于腰部，在第 2 腰椎棘突下，旁开 3 寸。志就是肾之精，肾气；室即室内，房间，就是居住的场所。志室穴是肾中精气输注之处，也因此而又名精宫穴。志室穴是膀胱经上的经穴，肾与膀胱互为表里，

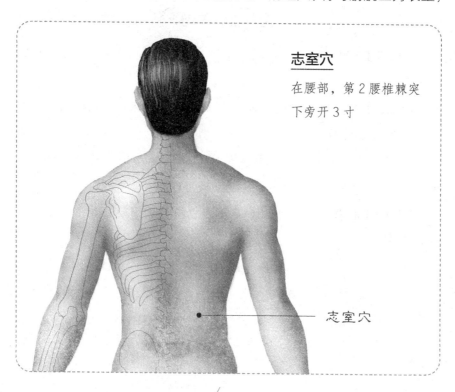

志室穴

在腰部，第 2 腰椎棘突下旁开 3 寸

志室穴

经常刺激志室穴，可益肾固精，适用于耳鸣耳聋、头晕目眩、腰脊强痛、小便不利、阴中肿痛、阳痿、遗精、前列腺炎、肾炎等。

刺激志室穴的方法不同，收到的效果也不一样。重手法，用力相对较大属于泻法，按摩的时候用较重的力度按揉志室穴3~5分钟，长期坚持，可内散肾脏之热，外降体表之温，改善肾阴虚型遗精。肾阳虚型遗精的男性，可每天用艾条熏灸志室穴1~2次，每次10分钟左右，有较好的补肾涩精作用。

⊙ 用一个枕头避免滑精

滑精又称"滑泄"，属于遗精的一种，指的是夜间没有做梦也遗精，甚至清醒的时候精液也会溢出。一般一个月出现一两次滑精，属于正常的生理现象，对健康影响不大。但是，如果滑精过于频繁，每周2次以上，则说明是肾出了问题，需要及时就医。

长时间频繁滑精对身体有害，常可导致头昏脑涨、腰酸腿软、心慌气短、精神萎靡、体倦乏力等症状。

那么，出现滑精但又分不清肾阴虚还是肾阳虚，应该怎么办呢？晚上睡觉的时候采取仰卧位，在膝关节下面（即委中穴下方）放一个枕头，可以缓解滑精。这是因为人体内侧肌肉群的张力要大于外侧，晚上熟睡时更为明显。滑精的人阴部怕受到刺激，晚上伸直双腿睡觉时，内侧肌群张力较大，可牵引阴部引发滑精。而在膝关节下面放一个枕头，使膝盖弯曲，缩小了内侧肌群的长度，使张力减少，也同时减少了对阴部的牵拉，从而起到缓解滑精的作用。

月经不调，阳虚、阴虚、气虚分开调

月经，顾名思义就是每个月行经一次，因而得名"月信"。但是，月经有的时候也变得调皮起来，不讲信用，要么提前报道，要么延后，或者是月经的量发生了改变，这就是月经不调。

一般来说，正常的月经周期应该是 28~30 天，提前或延后 1 周属于正常范围，如果提前或延后的时间超过 1 周，就视为月经不调。

⊙ 内外交困是月经不调的诱因

月经不调让女性朋友"防不胜防"。之所以出现月经不调，从外因上来说，与工作、生活压力，作息时间不规律，饮食不科学等有关。从内因来说，则跟肾脱不了干系。《黄帝内经·素问·上古天真论》中说："女子……二七而天癸至，任脉通，太冲脉盛，月事以时下。"天癸也就是肾水，肾气旺盛到一定程度，天癸就成熟了，任脉就通了，太冲脉气血旺盛，女孩子就会来月经。如果天癸这种物质枯竭了，女性的月经就会停止。

⊙ 月经不调有哪些证型

观察月经是否正常，通常要关注四个内容：一是月经周期时间是否准确，二是月经量是否正常，三是月经是否有黑色黏稠物质，四是月经的颜色。这四个方面哪一个出现了问题，都有可能是肾的相应功能受到了影响。

常见的月经不调证型有肾阳虚、肾阴虚、肾气虚3种。

证型	症状分析	调补原则
肾阳虚型	月经推后，月经量少，经血颜色淡，伴有腹部冷痛、手脚冰凉、怕冷等症，严重的可出现闭经	补肾暖宫，调补冲任
肾阴虚型	月经提前，月经量少，经血颜色深，甚至有血块出现，伴有五心烦热、心烦气躁、口渴咽干等	滋阴补肾，养血活血
肾气虚型	经期延长，拖沓不结束，每天的月经量不多，但在比较长的一段时间内淋漓不断	补肾纳气

⊙ 肾阳虚型月经不调的调理方法

1. 当归羊肉汤温补肾阳、温经散寒

肾阳虚的女性常呈现虚寒体质，因为寒气在身体里占了上风，肾

261

阳的温煦力度不够，子宫受寒，气血虚少，血海不能按时满溢，所以月经就不能按时来并向后推迟。对于这种情况，可用当归羊肉汤来调理。

当归羊肉汤

【材料】羊肉500克，红枣5枚，当归25克，黄芪20克，党参20克，姜、盐各适量。

【做法】1.羊肉洗净，切大块，冷水下锅，煮尽血水，捞起冲净。

2.红枣、当归、黄芪、党参用清水冲去表面灰尘；姜洗净，切片。

3.把羊肉、红枣、当归、黄芪、党参、姜片一起放入锅中，倒入适量清水，大火煮沸后转小火炖2个小时，加盐调味即成。

【功效】当归行气活血，黄芪、党参补中益气，羊肉温阳补肾，红枣益气养血，合用可温肾阳、祛宫寒。适用于肾阳虚所致的月经推后、经血颜色淡等。

2.艾灸腰部温肾暖宫

对于阳虚宫寒的人来说，艾灸是暖宫的好方法。艾本身就是温经散寒的良品，将其点燃，借助火的热度，使其温补之药效进入人体，能激活身体阳气，暖宫祛寒。人体腰部集中了肾俞穴、命门穴、腰眼穴等可温补肾阳的穴位，经常艾灸腰部，相当于对这些穴位刺激，可起到温肾阳、强健筋骨等作用。

艾灸腰部需要请家人帮忙。艾灸的时候采取俯卧位，将艾条点燃，在距离腰部2~3厘米的地方，来回熏灸腰部。每天1~2次，每次10~15分钟。

⊙ 肾阴虚型月经不调的调理方法

1. 多吃滋阴补肾的食物

女性如果肾阴亏虚，不能制阳，容易使阳气亢盛，血液妄动，所以月经通常会提前，而且常伴有潮红盗汗、手足心热、心烦失眠等症状。对于这种类型的月经不调，调补的关键在于滋阴补肾，平时宜多吃清凉滋阴、平补肝肾之品，如海参、枸杞子、甲鱼、银耳、山药、芡实、金银花、绿豆、决明子等。

> 女贞子15克，旱莲草18克，熟地黄20克，白芍15克，麦冬15克，水煎服；或者放入茶杯，注入开水，加盖闷泡15~20分钟，代茶饮用。

女贞子、旱莲草、熟地黄都具有滋补肾阴的功效，白芍、麦冬可滋阴清热，合用具有补肾阴、调经期、凉血、收敛止汗等功效。

2. 按摩三阴交穴、交信穴调理月经

三阴交穴是肝、脾、肾三条阴经的交会穴，这三条阴经与任脉相交。肝主疏泄而藏血，脾主运化而统血，肾主水而藏精，任脉主胞宫，所以三阴交穴是治疗男女生殖问题的主要穴位，通治与精血有关的生殖方面的疾病。

交信穴位于小腿内侧，在太溪穴直上2寸，复溜穴前0.5寸，胫骨内侧缘的后方。"交"指的是这个穴位与脾经的三阴交穴相交；"信"指的是月信（即月经）。交信穴是治疗月经不调的要穴。每天早、晚各按摩三阴交穴、交信穴2~3分钟，滋补肾阴、调理月经功效显著。

⊙ 肾气虚型月经不调的调理方法

1. 黄芪乌鸡汤，补肾气，调节月经量

肾有固摄的作用，其中就包括固摄血液的功能。如果女性肾气不足，气不能摄血，血液就会妄下，出现月经过多的现象。月经期的血量一般为 30~50 毫升，如果月经期间血量明显增加，超过 80 毫升，但又能在月经期（3~5 天）结束时自然停止，这就是月经过多。对于月经过多的现象，需补肾固气，可用黄芪乌鸡汤进行调补。

黄芪乌鸡汤

【材料】乌鸡 1 只，黄芪 15 克，枸杞子 30 克，红枣 8 枚，姜、盐各适量。

【做法】1. 乌鸡处理干净，剁块，放入锅中，加清水煮尽血水，捞出冲净。

2. 生姜洗净，切片；黄芪、枸杞子、红枣洗净。

3. 将乌鸡放入砂锅中，然后加入黄芪、枸杞子、红枣、生姜，大火煮沸后转小火炖 2 个小时，加盐调味即成。

【功效】黄芪、红枣是具有补脾益气的作用，枸杞子滋补肾气，乌鸡滋补肝肾、补铁补血。气虚常和血虚相伴相生，气虚到一定程度必然引起血虚。这道汤气血同补，既能改善肾气虚状态，又能补充月经量过多而流失的血液。

另外，肾为气之根，脾为气之源，所以肾气虚的女性宜适量使用人参、山药、莲子、红枣、黄豆、薏米、胡萝卜、香菇、鸡肉、牛肉、乌鸡、黄芪、党参、黑豆等具有滋补脾肾功效的药物和食物。

2. 每天下午5点～晚上7点按摩太溪穴

太溪穴（具体位置见第182页）是肾经的原穴，是汇聚肾经元气的"长江"，经常按摩这个穴位，可以起到补肾固气的作用。下午5点～7点是肾经流注的时间，此时段用拇指指腹按揉太溪穴，可补肾气。

肾虚痛经，生姜水泡脚效果好

不少女性都很烦恼，每个月"老朋友"来访的时候，总会带着一个不受欢迎的"客人"——痛经。有的女性只是感到腹部有些疼痛，不影响日常生活和工作，但有的人却疼痛难忍，需要卧床休息，严重的还常伴有面色苍白、出冷汗、恶心、呕吐、头痛等，尤其是在行经的第一天，疼痛最为剧烈，有时腰骶部、外阴及肛门也受"牵连"而疼痛。

现代女性压力大，对自身健康的关注相对较少，当遭遇痛经折磨时，多是"忍一忍就过去了"或是买止痛药止痛，而并未穷根究底，这样的后果就是怎么也甩不掉痛经。对于女人来说，身体好了才可能活出精彩，因此当受到痛经的困扰时，要找出痛经的原因，标本兼治，让自己每个月的那几天成为幸福的日子。

⊙ 肾阳虚的女性容易痛经

《傅青主女科》中说："经水出诸肾。""经水"是月经的别称，这句话的意思是月经病和肾的功能有着直接的联系。肾阳虚的女性更容易发生痛经。肾阳就相当于人体的太阳，肾阳充足而恰到好处，可以让人觉得暖融融的，如果肾阳不足，人就相当于碰上多云或阴的天气，使人觉得冷。人体的五脏六腑都离不开肾阳的温煦，主管月经的子宫也是如此。长期得不到充足"阳光"的子宫容易变得寒冷，也就是人们常说的宫寒，而寒具有凝滞的特点，可进一步引起气血瘀滞、冲任失调，使血块不能按时排出子宫，从而造成痛经。因此，女性出现痛经时，不仅要活血化瘀、疏肝理气，还要益肾补阳。

⊙ 用生姜水泡脚，激发肾阳缓解痛经

肾经、肝经、脾经都源于双脚，而这三条经脉都跟月经有关系。肝主藏血，脾主统血，肝经、脾经如果出现了"故障"，就会影响到经血，使经血形成瘀滞，排出不畅。如果肾经"着了凉"，阳气不足，会使经血瘀滞的情况更加严重。所以，只要温通这三条经脉，激活肾阳，使肝经、脾经通畅，经血的排出也就恢复了正常，消灭痛经也就容易了。

温通这三条经脉的方法并不难，可以用生姜水来泡脚。

生姜 300 克，切片，下锅，加半盆清水，大火煮沸后再用小火煮 10 分钟。将生姜水连姜一起倒入洗脚盆里，等水温晾至可以接受的温度时泡脚 20 分钟左右。

用热水泡脚，水温的刺激可加快下肢的气血运行，再加上生姜的温中散寒、辛辣发散功效，肾经、肝经、脾经很容易被疏通。导致痛经的源头疏通了，病因消除，痛经也就自然痊愈了。冬天时，很多女性朋友容易手脚冰凉、小腹冷痛，也可以用生姜水泡脚的方式来缓解上述症状。

⊙ 温阳食物帮助你远离痛经

肾阳虚引起的痛经，根源在于阳虚导致宫寒，因此日常饮食应多吃温性的食物以温补肾阳，祛除身体之寒。羊肉、牛肉、韭菜、核桃、鸡肉、鳝鱼、艾叶、益母草、葱、姜、蒜、小茴香等食物，都是不错的选择。尤其是生姜，不仅可以煮水后用来泡脚，也可以搭配益母草、红糖煮汤饮用，对缓解痛经很有效。

生姜1小块，益母草20克，红糖适量。生姜洗净，切片，与益母草一起入砂锅中，加入3碗水，小火煎至2碗，去渣，加红糖略煮，趁热饮用。

益母草自古就是活血调经、利尿消肿的良药，红糖可补血养血、增强抵抗力，配伍温中散寒的生姜，可起到暖子宫、调理月经的作用，对肾阳虚所致的痛经、月经量少、手脚冰凉等症有效。

需要特别强调的是，痛经的人要少吃寒凉的食物。我们的身体有自我调节的功能，当吃进寒凉食物时，身体为了抵抗突然"来访"的寒凉之气，会自动"支出"肾阳来温煦身体，而这种"支出"属于额外支出，长期如此会使肾阳被过度消耗，从而加重肾阳虚的情况，使气血凝滞加重，最直接的后果就是影响到经血的排出，加重痛经。所以，即使是夏天，也不要过多吃寒凉的食物，尤其是冰镇饮料。

⊙ 经常艾灸关元穴，痛经不再打扰你

不少女性不堪忍受痛经的折磨，于是每个月那几天就服用止痛药来缓解痛经。殊不知止痛片虽然一时止住了疼痛，但它是有药效的，

而且还存在使人失眠、兴奋、呕吐、胸闷等不良反应。其实，我们的身体就自带调理月经、缓解痛经的"良药"——关元穴。

关元穴在下腹部，前正中线上，在脐中下 3 寸处。关元穴是人体元阴、元阳的交关之处，经常艾灸关元穴，使艾的温热慢慢渗透进身体里，可激发人体元气，增强肾的功能，因而关元穴也常用于泌尿生殖系统，宫寒不孕、痛经、月经不调等，都可以用艾灸关元穴来改善。

艾灸关元穴的方法很简单：将艾条点燃，在距离关元穴 2~3 厘米的地方，对着穴位熏灸 10 分钟左右。行经前一个星期开始进行艾灸，行经后停止艾灸。

如果嫌艾灸麻烦或者受不了烟熏味，也可以用温敷关元穴的方法来温阳止痛、调理月经。方法如下：

将益母草加热后放入布袋中，晾至皮肤可接受的温度，然后用来温敷关元穴。在行经前 1 个星期，每天温敷 10~15 分钟，行经时停止温敷。

⊙ "短裙加打底裤"，当心痛经找麻烦

爱美是女人的天性，不少女性冬天的时候常是"短裙加打底裤"的搭配。这样的搭配虽然看起来很美，但却不能御寒，容易使下半身着凉。下半身是肾经、肝经、脾经循行必经之地，下半身着凉最直接的后果就是这三条经络"遇寒则凝"，气血的运行受到了影响，甚至气血瘀滞。肾经、肝经、脾经都与月经有着密切的联系，这三条经络不通畅，经血就不容易排出。

　　有人会说，冬天的时候不能着凉，那夏天总可以穿得清凉些了吧？夏天气温高，穿得清凉可减少出汗，减少肾中精气的外泄，但清凉的前提是腹部一定要保暖，所以夏天的时候最好不要穿露脐装。肚脐是人体最娇弱的部位之一，那里皮肤层薄，穿露脐装，再加上吹空调，容易使寒气通过肚脐进入身体里，消耗掉肾阳，加重宫寒。

　　中医里说"动则升阳"，适当运动能升发阳气。女人体质天生偏寒，因而更需要通过运动来补阳，改善体质，缓解因体寒而导致的手脚冰凉、怕冷、痛经、月经不调等症。可根据自己的身体状况和时间，选择适合自己的运动方式，瑜伽、打球、爬山、散步、慢跑、骑自行车、游泳等都很适合。

　　每天上下班的时候，可以提前一两站下公交车，然后快步走到办公室或回家，这样做能刺激足底的经络和穴位，有疏通经脉、调畅气血、使全身温暖的功效。

　　要注意的是，月经期间应保证充足的休息，避免剧烈的运动，尤其是痛经者，剧烈运动反而会"透支"身体。在月经期间，保证休息足够、天气条件允许的前提下，可每天坚持20分钟左右的散步，对缓解痛经、增强抵抗力有益。

※ 特别提示 ※

　　月经是女性健康的"晴雨表"，痛经的原因多种多样，如果痛经时伴有腰疼、发烧、月经量增多、下腹部坠痛、体温升高、经血颜色为淡茶褐色或气味发生变化，痛感强烈，疼痛持续时间长，则有可能是因为妇科疾病所致，如盆腔炎、子宫内膜炎、子宫内膜异位症。这时应及时就医诊治。